有时去治愈

常常去帮助

总是去安慰

理解医生

理解生命

多巴胺是临床最常用的血管活性药，
它最主要的功能是升高血压。
之所以用"最后一支多巴胺"作为自己的笔名，
一是自诩为最后能够升高血压的正能量，
二是时刻提醒自己思考，在面对不同的患者时，
如果只剩下最后一支多巴胺，又该怎么用……

我想，
这个问题或许要用一辈子来解答。

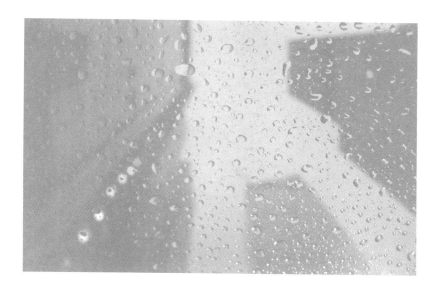

范志伟

著

最后一支多巴胺

人民卫生出版社

图书在版编目（CIP）数据

最后一支多巴胺 / 范志伟著. — 北京：人民卫生
出版社，2020
ISBN 978-7-117-29713-4

Ⅰ.①最…　Ⅱ.①范…　Ⅲ.①急诊–普及读物　Ⅳ.
①R459.7-49

中国版本图书馆 CIP 数据核字（2020）第 060387 号

人卫智网	**www.ipmph.com**	医学教育、学术、考试、健康，购书智慧智能综合服务平台
人卫官网	**www.pmph.com**	人卫官方资讯发布平台

最后一支多巴胺

著　　者：范志伟
出版发行：人民卫生出版社（中继线 010-59780011）
地　　址：北京市朝阳区潘家园南里 19 号
邮　　编：100021
E - mail：pmph @ pmph.com
购书热线：010-59787592　010-59787584　010-65264830
印　　刷：三河市宏达印刷有限公司（胜利）
经　　销：新华书店
开　　本：889×1194　1/32　印张：7.5
字　　数：141 千字
版　　次：2020 年 5 月第 1 版　2021 年 5 月第 1 版第 4 次印刷
标准书号：ISBN 978-7-117-29713-4
定　　价：48.00 元
打击盗版举报电话：**010-59787491**　**E-mail：WQ @ pmph.com**
质量问题联系电话：**010-59787234**　**E-mail：zhiliang @ pmph.com**

自序

清晨六点十二分，阳光已经撕破了黑夜。

家属们正在以本地的风俗为我的患者做着最后的准备，而站在急诊抢救室窗前，刚经历了一整夜抢救的我，只能默默看着这一切。

初秋清晨的阳光透过急诊抢救室的落地窗照射进来，我一抬头便与它撞了个满怀。我下意识地举起手遮挡，试图拉上窗帘。但，我又迟疑了。

因为我从那透过指缝映入眼帘的光线中，感受到了温暖，满身疲惫的我又看见了新一天的朝阳，真好。

然而，躺在我身后几米之外的人，那位和我相识十一年的阿姨，却再也没有了明天。她再也没有了明天，再也不会拉着我的手埋怨自己还没有实现去远方旅行的梦想了。我再也不能埋怨她不按医嘱用药，再也不会收到她塞进我白大衣口袋中的牛奶了。

她的儿子，一个同我年纪相仿的中年人走到我的面前，用沙哑的声音向我道别："谢谢您，我们马上就要走了"。

我站了起来，想说些什么。我想告诉他节哀顺变、人死不能复生；我想告诉他，脑干大量出血，死亡不可避免。

但，我终究还是没有说出这些话，隐藏在蓝色无菌口罩背后的嘴巴最终只是机械着蹦出了几个字："好，忙你的去吧"。

他伸出了手，这只手在过往的十一年里握住过太多的沧桑，曾试图挽留已经离开的父母。

我也伸出了手，这只手曾按压过无数人的胸腔，也曾在深夜摘下自己的眼镜，擦掉堆积在眼角的悲伤。

简短的握手后，便是一场至今没有重逢的离别。当她被覆盖上冰冷的白布，当家属哭泣着离开医院，当初秋的阳光洒落在我的身上，我默默地想，天堂或许换了新颜，人间却依旧是人间。

这些年来，我总觉得自己应该将他们的故事记录下来。我应该将这些故事和感触告诉每一个我认识和认识我的人。

于是，我以"最后一支多巴胺"为笔名，记录着这些人和事。

多巴胺是临床最常用的血管活性药，它最主要的功能是升高血压。之所以用"最后一支多巴胺"作为自己的笔名，一是自诩为最后能够升高血压的正能量，二是时刻提醒自己思考，在面对不同的患者时，如果只剩下最后一支多巴胺，又该怎么用……我想，这个问题或许要用一辈子来解答。

范志伟

2020 年 3 月

目录

急诊往事

我一直以为急诊抢救室只是一个狭小的空间，就像我曾经一度认为医学只是为了去拯救那些衰败的器官一样。

直到很久之后我才真正领悟，急诊抢救室绝不是被巨大落地窗围起来的工作间，它包含着整个人世间的起起伏伏和悲欢喜乐；那些我已经、正在、即将救治的患者，绝不仅是一个或数个衰败的器官，而是一条条曾经鲜活的生命。

没有说出的『谎言』

　　风很冷，它从我的衣领和裤脚处钻进身体，伴随着流动的血液到达全身。一个小时前还人声鼎沸的抢救室在沉静中显得有些寂寞，那些患者要么被收入了专科病房，要么住进了留观病房，要么放弃了治疗，要么已经离开了人世。

　　不知何时，搭班护士赵大胆已经关闭了急诊走廊中的灯。我第一次注意到这样一个细节：凌晨三点的急诊室竟然犹如冰窖一般寒冷，那些白中透黄的地板似乎和我一样，正在瑟瑟发抖。

　　在这样一个冬季的凌晨，我一个人孤单地徘徊在急诊走廊，每当这个时候，我总会想到那些被我"送走"的人。我知道，如果我把这个想法说出来，护士赵大胆肯定以为我出现了幻觉。

　　我的身体自然是健康的，我的内心仍在顽强地对抗着时间。

　　有人说，时间是忘记伤痛的良药。

那些被我"送走"的患者，我们在急诊抢救室中相遇，也在此处告别，我们只是彼此人生中的匆匆过客，可是，正在慢慢老去的我却依旧会在无数个深夜里想起他们。

那一年，北归的燕子姗姗来迟。我拿着主任用了多年的已经泛黄却很好用的听诊器在病房巡视，我的医生生涯刚刚起步，那时的我满怀激情和理想，还未曾体验过痛苦和悲伤。

那一天，她突然走进肿瘤内科病房，脸上的神情有些矛盾，既有期望，又有绝望。

"这里还有病床吗？"从几十千米之外赶过来的她嘶哑着声音问道。

我一边回答着她的问题，一边默默打量着她。她的衣服上还散落着未融化的雪花，她的眼睛里充满了悲伤。

患者是她的丈夫，夫妻二人半生相濡以沫，然而肺癌晚期的诊断却给了他们最沉重的打击，她的丈夫正在被病魔无情折磨。

我看着她递过来的检查单，颅内转移、肝脏转移、腰椎转移、胸腔积液、腹腔积液、低蛋白血症、重度贫血、低钾血症、低钠血症……基于医生的专业判断，我知道，她的丈夫已经时日无多。

"还有一张空床，但是已经预约给了一位新发肺占位的患者"，主任很为难地摊了摊手。

听到主任的话，她眼睛里的绝望加深了。我赶紧转过身继续书写病程记录，因为我还没有学会拒绝，还没有学会面对家属的悲伤。

夹杂着雪花的风从没有关严的窗缝中挤了进来，将我放在案头的书轻轻翻起。我探出头去，远远看见她站在主任办公室门前继续和主任说着什么，时间一分一秒地过去，她却像雕像一般，并没有移动半步。

最终，她的坚持感动了主任，也为自己和家庭赢得了一丝希望。

经过主任的多方协调，已经预约床位的新发肺占位患者被安排到了其他病房，而那位饱受癌症折磨的丈夫终于被收住入院。

可能有人会说，这个人已经处于临终阶段，没有任何治疗价值了，家属和医生为什么还是不放弃？

其实，当时的我心中也有一丝焦虑，因为这样的患者往往意味着厚厚的病历和化验单。在后续的治疗中，患者生命的尊严到底该如何得到保证？医生的爱心到底该如何得到体现？

作为医生，面对的是一个人，而不是简单的疾病名称的堆砌。

作为医生，要治疗的是一个人，而不是某个器官的功能障碍。

比如她的丈夫，一位10个月前发现肺癌的59岁男性，已经处于肺癌晚期，全身多脏器功能衰竭。

我不禁想问，对于这样的患者，"治疗价值"究竟要如何体现？如果治疗价值就是指治愈疾病，是否有些太狭隘了？难道说减轻了一个将死之人的痛苦竟然无法体现治疗价值？

那一天，她湿润着眼角站在我和主任面前："我知道他活不了几天，可是我做不到眼睁睁看着他死掉。那样的话对他太残忍，对我也太残忍"。

听了她的话，再结合化验单、病历，我大概可以想象患者的情况不容乐观，但是当我第一次看见患者的时候，还是感到深深的震惊。

患者是当地一所大学的教授，虽然已经被疾病折磨的形销骨立，但还是谈笑风生，并未表现得如我想象般消沉萎靡，时刻保持着一名知识分子的风度和体面。

他对我说的第一句话是："小伙子，我知道自己快要死了，有什么话，你直接和我说吧"。

我第一次为他进行胸腔穿刺时，或许是看出了我的紧张，他反而安慰我道："如果在我这样一个半死之人身上都穿不好，你以后怎么办？没有关系，你只管来穿吧！"

对于当时那个心高气傲的我，听了这句话觉得自己被小看了，而多年以后，这句话却经常出现在我的脑海之中，带给我长久的感动。

北归的燕子终于带来了春天，也带走了他所剩不多的生机。

在经历了短暂的昏迷之后，他气喘吁吁地和我说："还有三天，就是我六十岁的生日，医生，请你一定要帮我撑过去！"

年轻的我并没有将这句话放在心上，因为他的病情已经完全脱离了控制，死亡会随时降临。我甚至在心中默默地想："如果我轻易告诉他和家属还可以撑几天的话，会不会惹上麻烦？"

当然，那个时候的我还没有明白，在科学之外，还有人心。

病房外，他的妻子一边为他准备寿衣，一边淡淡地告诉我："女儿说在他六十岁生日的时候会给他一个惊喜，其实哪有什么惊喜，只是不想让他轻易'睡'过去"。

那天下午，他还是走了，带着遗憾走了。

直到许多年后，我才明白他当时对我的鼓励。

时至今日，我依然后悔自己当时的沉默，后悔自己没有给他一个善意的谎言。

　　每到冬天，我都会觉得异常寒冷，故而更加渴望春天的温暖和芳香。可是我知道，总会有些人再也感受不到下一个春天的气息了，他们的生命在那个冬天戛然而止。

　　他是一名刚工作三年的语文教师，和我一样，对于未来充满了理想和斗志。就在我怀抱着厚厚的病历穿梭在医院的时候，他在另一个城市的教室里神采飞扬地讲课。

　　不同的是，我的未来依然是没日没夜地书写病历，而生活却和他开了一个无情的玩笑，这个和我同龄的男人，在拥挤的公交车上突然觉得脖子酸痛难忍。

　　在理疗店里，他尝试了许多治疗方法，症状却毫无改善。在妻子的督促下，他来到了当地的医院。他以为自己会得到一个颈椎病的诊断，但是最终的诊断结果却是肿瘤骨转移。

那一年，他和我一样，参加工作刚满三年。就在我对人生充满激情的时候，他的人生却陷入了低谷。

在被确诊为胃癌晚期半个月后，他被家属送进了我所在的医院进行治疗。

"当地医院已经没有办法了，所以想到大医院来想想办法"，患者哥哥的话我已经听过了无数次。事实上，类似这样的患者我遇见过许多，哪怕我才工作三年而已。

那个时候的我只知道诊治疾病，还没有体会到作为一个整体的人的意义。而他，只是我负责管理的众多患者中的一个，他人很普通，面临的问题也很普通。护士为他在走廊的尽头加了一张床位，63床，"63"这个数字至今仍然停留在我的记忆里。

已经处于恶病质状态的他虽然还有清晰的意识，但却连抬起头的力气也没有。在陌生人眼里，他只不过是一个将死之人；在亲人眼里，整个家庭即将天塌地陷。

凌晨的病房里，最常听见的便是监护仪的报警声和护士来回跑动的脚步声，但是那段时间里，还能听到一个女人的低吟声和一个男人的哭泣声。

那些夜晚，我坐在办公室里奋笔疾书，在走廊尽头的63号病床上，他蜷缩着瘦弱的身躯躺在妻子怀中，3岁的女儿睡在他脚边，他的哥哥坐在办公室门前的长椅上泪流满面。

我无从知晓他的妻子在他耳边低吟着什么，但即便过去了那么多年，回忆起这些场景，我还是会泪湿眼眶。

患者的病情已经严重到必须要不断输血才能维持生命的地步，那个时候却出现了血荒。

如果血源充足，他就有机会多陪伴家人几日，否则年幼的孩子就要失去爸爸，年迈的母亲就要失去孩子，妻子就要失去丈夫，兄长就要失去弟弟。

虽然采取了一些措施，比如使用了羟甲淀粉（代血浆），可是无法起到明显效果。我唯一能做的，就是在不断的沟通、签字中来印证这个家庭的悲剧和这位同龄人的结局。

办公室里，我面对患者的妈妈、哥哥、妻子，告诉他们或许那个最终的时刻就要来临了。他的妻子一直红着眼睛问我："医生，能不能想办法让他撑过这个春节？"我无法给出任何承诺，因为我甚至无法保证他能够撑过未来的 24 小时。

患者的妈妈则坐在椅子上，抱着 3 岁的孙女，眼神空洞，一言不发。

窗外是呼啸而过的寒风，室内的窗台上一盆绿萝依旧生意盎然。我瞥了一眼这盆被人精心呵护的植物，突然觉得有时候人的生命竟然比一棵植物还要脆弱。

那位夜夜哭泣、老实憨厚的哥哥突然跪在地上哽咽着哀求我一定要想办法救救他弟弟，"医生，你再想想办法吧，我们不能眼睁睁看着他死，他才 31 岁呀"。

从来没有人在我面前下跪，这突如其来的一幕让我手足无措，我赶紧上前将患者的哥哥扶起来。

就在我扶起他的那一刻，一抬头，我便看见墙上匾额上的四个大字——大医精诚。

可是，我能做些什么呢？我还能做些什么呢？

面对这样一位患者，面对这样一个家庭，我竟然什么也做不了，我竟然只能眼睁睁看着和我同龄的他慢慢离开这个他无比眷恋的人世，这种沮丧感至今让我痛苦不已。

3 岁的孩子在医院走廊里来回跑跳玩耍，他的妻子、哥哥、妈妈却在最后一次为他擦拭身体。

孩子还没有来得及再喊上一声"爸爸"，那白色的布便覆盖了他的身体。

看着他们离开的背影，我控制不住地流下了泪水。我为那盆绿萝浇了些水，又机械地投入新的工作中去。

多年后，我依旧没有忘记他。如果他在天有灵，请原谅现代医学的局限和我的无能为力！

春天每年都会来，他却永远停留在了那个寒冬。

而我，还没有明白人生的意义和大医精诚的真谛。

那一天，秋高气爽。

我佯装咳嗽扭过头去，努力调整自己的情绪。

急诊室里，一位 36 岁的妈妈带着自己 8 岁的孩子坐在了我的面前。

8 岁，正是对全世界都怀着好奇心的年纪，孩子一会儿摸摸血压计，一会儿碰碰电脑，一会儿又拿起桌子上的压舌板玩耍。

最初，我对调皮的他心有不满；最后，我对天真的他满怀歉意。

面色灰暗的妈妈说："医生，我胃痛了两天，想输液缓解一下"。

在急诊科，这种要求我几乎每天都可以听到，虽然毫无道理，但却十分现实。因为大多数人只知胃病，却不知道胆囊炎、胰腺炎、心肌梗死、主动脉夹层等都有可能出现类似的表现——胃痛。

当时的我一定想不到，即使是几年之后，我依然无法忘记这对母子。

护士赵大胆曾经问过我："类似的患者有很多，你为什么单单记住了她？"

我记住她，不仅是因为肝癌，还因为她是一个孩子的妈妈。

我记住她，不仅是因为她所承受的病痛，还因为妈妈对孩子深沉的爱。

经过详细询问病史，我判断引起她胃痛的原因并非常见的急性胃炎，很有可能是急性肠梗阻，因为她有典型的腹痛、腹胀、呕吐、停止排便及排气等症状。

所谓急性肠梗阻，指的是由于肠内及肠外各种原因引起的小肠肠道机械性堵塞，是一种临床常见的急腹症，如果患者没有得到及时、合理的治疗，很可能会危及生命。

问题的关键在于，她为什么会罹患肠梗阻？

直到我为患者查体的时候，才发现她的腹部有一条长长的手术瘢痕，"以前做过什么手术"，我一边查体，一边问。

她平静地告诉我："四个月前我因为肝癌做过手术"。

听见这个消息的一刹那，我的内心掀起了波澜，纵然我见惯了生死，但当面对的是一个孩子的妈妈时，依然无法保持平静。

很多人以为肝癌只会发生在老年人身上，却不知有很多年轻人也在忍受着肝癌的折磨。四个月前，36岁的她因为肝癌接受了手术治疗。

"得了癌症，没有办法"，她再次用平静的语气说出了让我久久不能平静的话。

我甚至想到一个可怕的问题，如果换作是我，面对如此情况，能否如此平静地接受现实呢？

不一会儿我便看见了她的检查结果，可以明确诊断为急性肠梗阻。

她说："我胃痛得厉害，已经快要忍受不住了，还是先输液吧"，我还没有来得及回答，孩子便抢着说："妈妈，那你会痛死吗？"妈妈看着孩子，眼中流露出无尽的温柔，也带着难掩的愁绪，并未说出一个字。

她病情严重，我一再要求联系家属，可她却拒绝了。

我不知道她拒绝联系家属的原因，可是我知道她正在承受着常人难以忍受的躯体和心理上的痛苦。

"你不好好珍惜自己的身体，孩子可怎么办？"我希望她能够联系家属，尽早住院。

她的回答让我再一次沉默，她说："我已经为孩子录好了未来20年的视频，其他的想管也管不了了"。

她虚弱地趴在桌子上，孩子依旧在玩着血压计。我没有制止孩子，也没有说出那句想对孩子说的话："孩子啊，你或许不知道，你的妈妈就快要离开你了！"

最后，她拿着住院证，拉着孩子离开了急诊室。

即使那个时候我已经做了急诊医生，已经经历过许多生离死别，但还是难以压抑内心的悲伤。

她在住院后的一个月便永远离开了这个世界，丢下了 8 岁的孩子和年迈的父母。宣布患者临床死亡后，我赶紧关上急诊室的门，打开水龙头冲掉残留在眼角的泪水。

大多数肝癌患者在早期并没有明显的症状，等到确诊的时候已经处于中晚期，往往错过了最佳治疗时机。如果，能够早一些发现疾病，是不是一切就会不同？

不幸的是，这个世界上没有"如果"，也没有再来一次的机会。

或许，我们唯一能做的，便是努力、快乐地活在当下吧？

医生唯一能做的，便是有时治愈，常常帮助，总是安慰吧。

那一夜的凌晨，我坐在办公桌前，听着窗外的风声，看着她的死亡病历，想起她坚毅而无奈的笑容。

仿佛她昨天才离开急诊室，仿佛那个 8 岁的孩子已经长大，仿佛我那同样因为肝癌去世的爷爷就站在我的眼前。

赵大胆从没有看见过我流泪，就像她从来不知道我会经常想起那些逝去的人一般。

如今，我不知道那个在我办公室里玩耍的孩子过得好不好，我甚至已经无法清晰记起她临终前有没有闭上双眼。

　　但是我知道，在这人世间，悲凉从没有停止，病痛从不曾消失，多年之后再想起她，我依然能够感受到心中阵阵隐痛。

只和我说过一句话的患者

一

今天我值夜班，刚走进急诊抢救室，就看到一位披着米黄色上衣的女性患者正蹲在病床边，她面朝着墙壁，手捂着肚子，头发遮挡住了面孔，看起来十分痛苦的样子。输液杆上悬挂着一袋红细胞，一滴滴的血液正在源源不断地输进她的身体。在黄昏时分的急诊抢救室里，那正匀速滴落的悬浮红细胞似乎显露出不一样的颜色。

"她怎么蹲在地上？"我问正在交班的护士赵大胆。

护士赵大胆在我耳朵边小声说："胆管癌晚期，腹痛，不愿意用镇痛药"。

虽然我见惯生死，但当我从赵大胆口中听见"胆管癌晚期"这五个字的时候，还是忍不住多看了患者一眼，因为这位正蹲在地上输血的患者只有 32 岁。

"你现在腹痛吗？能躺在床上输血吗？"输血是一项比较危险的治疗手段，患者应该受到严密的监测，以防出现不良反应。很显然，蹲在地上并不利于医护人员对患者进行监测。

患者并没有回答我的问题，甚至没有任何行动上的回应，只是面朝着墙壁蹲在地上。倒是另外一位同患者年纪相当的女性家属上前拉起了患者，将她扶上了病床。

虽然已经处于胆管癌晚期，但从患者起身、坐下的动作来看，她似乎并不是特别虚弱。"没什么事，我就是蹲着舒服一点儿"，她终于还是开口了。

患者坐下后我才看清她的脸，颧骨高高隆起，脸颊蜡黄，眼神黯淡无光。护士赵大胆将患者的病历资料递给我，透过这些冰冷的数字和心电监护仪上跳动的波形，我知道这位患者的时间已经不多了。

交班完毕，我找到了家属，告知了患者的实际情况："她的病情很重，生命体征也不稳定，不仅病情会加重，而且随时有死亡的可能，家属应该做好最坏的心理准备"。虽然将这些看似冷漠的词汇用在一位年仅 32 岁的患者身上有些残酷，但依旧要活下去的我们却不得不接受现实。

站在我面前的同样是一位年轻女性，有着和患者有些相似的相貌。"你是患者的什么人？"简单沟通过病情后，我才突然想起还没有确认这位家属的身份。

家属淡淡地说："我是她姐姐"。

"患者的丈夫呢？"我下意识地问道。

没想到这个问题让原本看似平静的姐姐突然激动起来："你就当他已经死了吧"。

"在法律意义上，有些话还是要同她丈夫说，有些字还是需要她丈夫签"。

患者的姐姐当着我的面拨通了患者丈夫的电话："你现在来医院一趟，医生有话要对你说"。

二

大约半个小时后，患者的丈夫来到了急诊抢救室。他一言不发地坐在患者的床头，患者紧闭着眼睛，就像不知道他的到来一般。

我没有第一时间找这位戴着眼镜、穿着西服的丈夫谈话，因为我还在忙着抢救其他人。他也没有第一时间找我了解患者的病情，或许他对妻子的病情有着足够的了解吧。

"医生，她丈夫来了，我要先回家一趟"，黑夜降临，患者的姐姐说完便离开了医院。

我来到患者床边，将她的丈夫叫到抢救室门外，对他说："她的病情很严重，而且肯定会越来越重，你知道吗？"

他没有回答，只是漠然地看着我。

"胆管癌晚期，已经没有什么好的治疗方法了，只能对症处理，下一刻会有什么样的变化，谁也说不清"。

他还是没有回答我。

"你做好心理准备了吗？如果患者昏迷或者心跳骤停了，还需要采取有创的抢救措施吗？这些话之前的医生一定也对你说过，我现在再次询问的目的只是想让你有所准备，到时候不要措手不及"。

他依旧一言不发，似乎只是我在自言自语。

我不知道他为什么没有回答我，是不能够接受这残酷的现实，还是对这些"宣判死刑"的话不以为然？我知道自己刚才的话无异于往人伤口上撒盐，我知道自己是在浇灭家属心中那仅存的一点儿希望。所以我想再多等一会儿，好让这个男人从悲痛中恢复过来。

"我知道"，他只是说了这简单的三个字。

既然他对患者的病情已经有了足够的心理准备，我便再也无话可说，我要做的便是尽量减轻患者的痛苦，保证值班期间患者的安全。在他签字后，我随口说了一句："晚上你要留在这里陪护"。

没想到这个看似木讷的男人却斩钉截铁地拒绝了我的要求："不行，我明天还要上班"。

原本已经准备离开的我不可思议地看着他："你要是不陪护的话，安排家里谁来陪护呢？"在妻子生命即将结束之时，作为丈夫难道不应该陪伴左右吗？

"你们喊她姐姐来陪护吧，我不能熬夜"，他的话让我目瞪口呆：作为丈夫，即使因故不能陪护，也应该自己安排照顾妻子的一切事宜，怎能要求医务人员联系患者的姐姐来陪护呢；作为男人，怎能以一句"我不能熬夜"来推卸自己应该肩负的责任呢？

对于这样的人，我无法伪装出一点儿善意，只丢下一句"你必须在这里陪护"后便离开了。

三

关上急诊抢救室的大门，患者的呻吟声和各种仪器的报警声在耳边回荡。正在输血的她始终闭着眼睛，仰卧在病床上。"现在还有腹痛吗？"我站在床边再一次认真打量这位只有 32 岁生命却即将走到尽头的患者。

她没有说话，只是摆了摆那修长而干枯的手。

翻开她的病历本，记载着的不仅是病史资料，更是一个人和一个家庭的不幸。在一个又一个方块字中，流淌着的是患者饱受痛苦的日子。五个月前，患者因为腹痛就诊，继而被诊断为胆管癌。患病期间，患者先后在外地多次住院治疗，奈何癌魔还是在蚕食这原本应如花般绚烂的生命。

既往的出院小结上明确记载着"结婚六年，育有一子，父亲早故，母亲健在"。

"16 床的家属不见了！"找不到患者家属的护士向我发着牢骚。我万万没有想到这位坚持自己不能熬夜的丈夫竟然真的不告而别，甚至没同妻子说一句话。

患者的丈夫电话关机，无法联系。好在患者的姐姐留下了电话号码，并且在得知情况后再次从家中赶到了医院。

凌晨两点，输液结束。患者面朝着墙壁静静地躺着，不愿睡去，或者不能睡下。

四

抢救室门外，患者的姐姐找到我："天亮后，我们想回家了。"

这个要求让我很意外，因为通常患者家属都会要求住院，哪怕是需要在急诊室里等上好几天，哪怕是患者已经没有了所谓的治疗价值。

"回家可以，想干点儿什么就干点儿什么吧"。

"不是我们不给她看病，真的已经没有办法了，她家里的情况你也看见了"，姐姐红着眼睛和我说起了患者的情况：患病前，患者有着幸福的家庭，夫妻两人在外地上班，三岁的儿子留在本地给老人看管。五个月前患者被确诊为胆管癌，她的丈夫从那时起便如同变了个人一般。患者生病后，她的丈夫从未照顾过她，也极少关心她的病情，更没有为她的治疗出过一分钱。

"这个人就是不愿出一点儿力，不愿花一分钱，万不得已来到医院也是一句话不说，生怕我妹妹会赖上他"，看得出来，除了悲痛之外，这位姐姐还有一腔不满。

我无意介入家属之间的纠葛，却也忍不住说道："这不是赖上的问题，他这么做是违法的"。

没想到患者姐姐一针见血地说："所有的字，人家都签，就是不出一分钱，人家是要留着钱再讨老婆！"

我想结束这场对治疗没有意义且让我倍感压抑的对话，于是赶快转移话题："回去可以，你们要做好准备，该准备的衣服要准备好，该通知的人要通知到"。

"都准备好了，墓地也准备好了，就连买墓地的钱也是我们自己出的，人家连选墓地都不愿意去！"

列夫·托尔斯泰曾经说过："幸福的人都是相同的，不幸的人各有各的不幸。"

"小声点儿，让她睡一会儿吧"，答应了姐姐天亮就安排患者出院后，我关上了抢救室的大门。

我回到办公桌前，瞥见侧身躺在病床上面朝墙壁的患者，她睁着眼睛，眼神黯淡无光。我下意识地收回了自己的目光，因为我不知道患者有没有听见我和她姐姐在门外的对话，因为我不知道患者此刻正在想着什么。

五

几个月之后，我在急诊室里又遇见了这位姐姐。

她告诉我："那天她突然来了胃口说要吃面条，吃了一碗后开始吐血，吐了好多血，还没有来得及打120，她便没有了呼吸"。

我戴着蓝色无菌口罩，尽量用波澜不惊的语调安慰着："早走早解脱，免了更多的痛苦"。

"你说这是不是回光返照？"来看病的姐姐似乎忘了自己来医院的目的。

我无法回答她的问题，我也不愿回答这个问题。因为我实在不忍再回想起那黯淡无光的眼神，因为我每次想起初见她蹲在地上输着血的模样，心脏就仿佛被揉搓了一番，疼痛难忍。

我终究还是不能忘记这个只同我说过一句话的患者，还有那天黄昏如血般的残阳。

吃不起药的老人

"医生，来抽烟！"老人哆嗦着从枕头下拿出烟盒，又费劲地抽出一支烟递向了我。"妈，你干什么？人家医院里不准抽烟，快收起来"，患者的儿子站在床边赶紧大声地制止自己母亲的行为。

我没有说话，只是笑着摆了摆手，因为我知道老人根本听不见我说的话。患者的儿子笑了起来，隔壁病床的家属也跟着笑了起来，只有老人还在低着头认真地收拾着香烟。

这是前些日子在急诊留观病房里发生的一幕，我问家属："老太太怎么还在抽烟？"

"抽了这么多年，说了多少次也戒不掉，戒不了就不戒了吧，反正也快要到阎王爷那里报到去了，她想要怎么样就怎么样吧"，儿子咧着嘴略带自嘲地说着。

作为医生，我不能赞同患者儿子的话，毕竟79岁的患者患有高血压、冠心病等慢性病，戒烟对她来说有益无害。但如果真的要我板着脸去说教，我似乎又无法反驳这些看似荒谬的理由。

"哦，范医生是不抽烟的"，被儿子制止了递烟的举动后，还在吸着氧气的老人慢慢收回了烟盒，坐在病床上自言自语。

老人的这句话引起了我的注意，我的内心泛起了一丝涟漪。我没想到，在认识她九年之后，这位有些血管性痴呆的老人竟还能知道我姓什么。

我接诊过、抢救过很多患者，也有很多人曾经递烟给我，但能够记住我姓氏的人却很少，因为我总是躲在那蓝色无菌口罩背后。

行医多年，我见证过很多悲欢，经历过许多生死，能够在我心中留下印象、常常出现在我笔端的人并不多，但这位每次见面总要递烟给我的老人却是一个例外。

九年前，我遇见了一位古稀之年的男性患者。第一次接触患者的时候，我便记住了他，不是因为他危重的病情，而是因为他有一个和某位大名鼎鼎的历史人物相同的名字。患者因为突发呕血被送进医院，因为大量出血，他一度处于昏迷之中。导致患者突发呕血的根本原因是肝癌，据推测导致他罹患肝癌的直接原因是长期的酒精性肝硬化。

虽然经过了积极治疗，无奈患者已经病入膏肓，在后来的几个月中，我又多次接诊了这位病情日益严重的患者。也正是在那个时候，我认识了患者的家属们。患者的老伴儿，也就是那位常常递烟给我的老人，在那时还有着清晰的神志。这对老夫妻有三个儿子，一个女儿。每次陪同患者来到医院的几乎都是大儿子，他是本地一家颇具规模的餐馆的老板。

每一次做决定的也是患者的大儿子，他总是对我说："没关系，没关系，这个病我知道"。每一次要离开医院，他都会特意找到我："你又帮我家老爷子多活了几天，谢谢了，过几天可能还要来麻烦你"。

他说得不错，长期酒精性肝硬化后罹患肝癌，反复多次出现消化道出血，现代医学对此已经回天乏术。经历了多次抢救后，老人的身体一天比一天虚弱，生命如同狂风中摇曳着的烛火一般，随时随地都有熄灭的可能。

也正是那段时间，我对那位抽烟的老人产生了好奇。每天晚上负责陪床的都是患者已经满头白发的老伴儿，疲倦的时候她会趴在病床边打着响亮的鼾声，无事的时候她会躲在急诊大门外抽着香烟。一有空，她就会拉着我问："我家老头儿还能活几天？我家老头儿能吃点儿什么东西？"她总是客气地给我递上香烟，虽然每一次都被我拒绝，然而到了下一次，她却依旧如此。

面对老人的问题，我只能给出一个模棱两可的答案，因为子女们曾经对我说："不要对老人说太多，怕她接受不了"。

我总是在想，为什么家属要让同样高龄的老人陪床呢？我甚至担心，如果老人自己在医院里出现意外该怎么办？

最后患者的血压、心跳、呼吸均已无法维持，按照风俗，子女们准备带着患者回家。大家都知道患者的生命即将走到尽头，患者的女儿已经开始哭泣。倒是这位满头白发的老人，坐在一旁静静地看着忙碌的家人，再也找不到之前追着我问东问西的精神头儿了。

再一次见到餐馆老板和老人已是第二年。在同一间抢救室，同一张病床上，我看见了张口呼吸、气喘吁吁、大汗淋漓的老人。"我妈突然就胸闷，喘不过来气了"，餐馆老板看见我后慌张地说了老人的病情。

很明显，导致老人突发胸闷、气喘的原因是急性左心衰竭，这是一种非常严重且致命的心脏急症。

"我妈怎么会突然就得了心脏病呢？平日里也没有什么病呀？"餐馆老板不解地问。很多人都会有这样的疑惑，平日里身体很好，没有任何不适症状，怎么会一发病就非常危急呢？

答案我曾反复说过：没有症状不代表没有疾病，任何疾病的暴发都有一个量变引起质变的过程。这个世界上永远不会有人无缘无故患病，更加不会有人莫名其妙病入膏肓，只不过是我们忽略了或者没有重视那些身体曾经发出的求救信号罢了。

以病床上这位急性左心衰竭的老人为例：患者患有高血压，

且从来没有重视甚至极少用药，再加上患者常年不受控制地抽烟，以及孝顺的儿子经营着餐馆使得患者常年进食高脂饮食，以上这些都为老人本次发病埋下了伏笔。

自从父亲去世后，餐馆老板便将老人接到了自己家里，就像后来某一次我同老人聊天时她说的："我整天没有事情做，天天好东西吃着，没有什么想不开的"。那时，我在她脸上看到了自豪和满足，对于一位高龄丧偶的老人来说，这应该是一种难得的幸福吧。

然而就是这么一位衣食无忧，甚至是生活富足的老人，却让我伤透了脑筋。当时老人的血压已经达到了 180/120mmHg，而且已经有了明显的心力衰竭，于是我为她制订了两种降压药联合降压的治疗方案。

"回家要正常吃药"，出院时我反复叮嘱她。

"知道了"，老人的回答却总是很敷衍。

"回家不要抽烟了！"

"好！"

其实那个时候她的听力还不算差，双手还能够听使唤，就连从烟盒中掏出香烟的动作也还算利索。

和大多数老人一样，老人回家后并没有按照医嘱用药，也没有戒烟。没有症状的时候，还会同子女争吵："我有什么病，我根本没有病"！

此后的几年间，老人曾多次因为高血压被子女送进医院。有时候会遇见我，有时候是我的同事接诊。每一次的症状都差不多，无外乎头痛、头晕、胸闷、心悸……虽然经过治疗后老人可以顺利出院，但她的病情却愈加严重。

就像这一次，老人因为胸闷不适被送到了急诊。还没开始查房，同事就半开玩笑地告诉我："你的老熟人又来了"。

这个笑话不好笑，甚至有些沉重，因为我知道老人的病情转归，就像我曾经对餐馆老板说的那样："老人血压控制不住，心力衰竭难以纠正，恐怕某一天会死在我手里"。

这一次查房前餐馆老板就主动对我说："老太太又来了"。

等待老人将烟盒收起来之后，我又在她耳边唠叨起来："要吃药，要戒烟"！

"药太贵，吃不起"，听完我的话老人摇着头、摆着手连忙拒绝。

"药没有烟贵"，平均每天不到 10 块钱的药对于这个餐馆老板来说根本没有任何压力，老人平时抽的可是 20 块钱一包的香烟。

"药比烟贵"，老人似乎有些愤愤不平，像孩子一样反驳着我。

在老人给出了"药比烟贵"的论断后，我只好停止了和她艰难而无效的沟通，转而同餐馆老板交流起来。

"你抽着的烟都要20块钱一包，还吃不起降压药吗？"餐馆老板有些不好意思地反驳着自己的母亲："有时候每天会抽掉两包烟，算下来不比药贵嘛！"

很多人有着类似的想法，觉得花钱吃药是吃亏。还有一些人认为，不吃药就代表自己没有病，长期吃药就意味着病重，甚至认为一旦用药就会让其他人知道自己的病情。这些想法看似可笑，可深究起来，我们的父母、我们的朋友，甚至我们自己，可能都有这样奇怪的心理。

查房结束后，我欲离开，老人指着我对一位家属说："范医生就是给我家老头儿看病的大夫。"

即使已经很难听见这个世界的声音，即使双手已经不听使唤地颤抖，她却始终没有忘记我。她记得我的姓氏、记得老伴儿大出血的情景，却不记得要吃药、要戒烟的医嘱，或许她是不愿记得吧。

第二天，餐馆老板将老人从急诊留观病房接回了家。我没有重复"吃药、戒烟"这句不知道多少次的叮嘱，想起餐馆老板的话，我竟有些迷茫，或许他说的是正确的。

看着这对母子离开的背影，我的内心竟又希望，下次再遇见老人的时候她还能递支香烟给我。这样的话，起码能够证明她还活着。

当你老了

今天，我送走了一位老人，再次见证了离别。家属跟随着逝去的老人离开了急诊抢救室，但他之前对我说的话，却仿佛依然回荡在耳边"他现在还没有咽气，现在还是一个活着的人，我不能不救，他是我的父亲呀！"这些带着血与泪的离别，给了我们一重又一重磨难，也给了我们一个又一个希望。

消失的儿子

躺在抢救病床上的老人无论如何也不愿意张开嘴巴，更加不愿意配合护士插胃管洗胃。

"怎么办？"搭班护士戴着手套、拿着胃管向我求助。

这是一位 81 岁的老年男性患者，口服某种农药 100 毫升，约 90 分钟前被家属送进了急诊抢救室。

老人所服的农药虽然只是低毒的广谱灭生性除草剂，但如果不及时将胃中尚未吸收的农药清除的话，同样有可能导致严重后果。

"老爷子，您配合一下，张张嘴就可以了"。

"洗胃没有那么痛苦，忍一忍很快就过去了"。

"您要是不配合洗胃的话，就要用其他仪器、用很多药，需要很多钱"。

我和护士说了很多话，做了很多解释，甚至已经开始拿钱说事，而这位年过八旬的老人始终不愿意张口，更不愿意配合。

到底是什么样的经历，让一位老人能够服下 100 毫升有强烈异味的农药？要知道，这种农药的气味是非常刺鼻的，能够服下 100 毫升需要极大的勇气，老人为什么会有如此强烈的求死之心？

大多数服毒自杀的患者在开始出现症状、被送进医院后，会后悔自己的冲动，表现出强烈的求生欲望。然而，我眼前的这位老人却是个例外，他似乎抱着必死之心。

"家属，你们赶快劝一劝，耽误的时间越长，患者的风险越大"，我看着跟着 120 救护车前来的两位女性家属说道。

这两位家属一老一少，看上去年纪分别为 50 多岁、20 多岁。听见我的话后，年长者只是表情严肃地看了看我，并没有作出任何回应。年轻人则毫无主张地看着年长者，似乎在寻求答案。

"你是老爷子的什么人？"我再次对年长的家属问道。

她并没有直接回答我的问题，而是上前一步，双手揣在怀中，对着老人冷淡地说道："医生让你干什么你就干什么，你这么大年纪还要把你儿子的名声搞臭吗？"原来，这位年长的家属是老人的儿媳；一直拉着患者手，已经有些慌张的年轻姑娘是老人的孙女。

听到儿媳的话，老人似乎想说些什么，但嗓子眼咕咚了几声之后，却没有说出一个字。不过儿媳的话显然要比医生的话有力量许多，老人慢慢停止了抵抗，开始配合洗胃。

"他儿子呢？"我一边再次仔细查看手中的农药瓶，一边询问。

老人服毒毕竟是一件大事，而且病情又比较危重，按照中国的传统和现实的顾虑，我必须要直面老人的儿子。

"他有事，来不了"，老人的儿媳直接拒绝了我。

"这不是小事，人命关天，必须要来！"

"有什么事，对我说就好了！"

"你能做主吗？"

虽然我不知道老人服毒的具体原因，但想来总归会有一些家庭矛盾夹杂其中。只是，让我没有想到的是，自己年过八旬的父亲服毒自杀，作为儿子竟然连医院也不愿意来。

或许，他是在回避什么；或许，他是在害怕什么。

"你能做主吗？"我再次向这位双手始终揣在怀中的儿媳确认。

可惜的是，从这一刻起，她便不再开口，无论我说什么，她都听着，既不反对，也不赞同。一时间，抢救室里气氛尴尬且诡异。

洗胃终于结束了，我们用了将近两万毫升的液体才将老人的胃液洗至干净、无异味。虽然老人的儿媳、孙女不发一言，但是洗胃后的老人终于开口了。

老人开口的第一句话便让我心里一酸，满头华发、满脸皱纹的老人叹了一口气："医生啊，你救我做什么呀？"

这句话顿时让我不知所措，甚至连一个字也说不出来。

作为医生，眼中应该只有疾病和患者，而不应该有那些来自尘世间的点点羁绊。因为，治病救人是医生首要的责任和使命。凡是出现在我面前的患者，无论贫富、信仰如何，我都应该无差别地去救治。

然而，医生也是人，也有感受着世间冷暖的心。没有医生能够脱离尘世治病救人，也没有医生能够完全做到心如铁石。

短暂的迟疑之后，我假装没有听见老人的话，并没有回答他的"问题"。事实上，最让医生害怕、疑虑的并不是患者复杂危重的病情，而是不能直视的人心。

既然老人的儿媳不愿意配合，那么我只好从老人的孙女身上寻找突破点。

从老人被送进抢救室到洗胃结束，从老人激烈抵抗、不愿配合，到开口说话的漫长过程中，我连一张病重通知单都没能发出去。因为老人的儿媳既不说话，也不签字；因为双手揣在怀中的她既不表达积极治疗的意愿，也不表达放弃治疗的态度。

洗胃结束约半个小时后，抢救室里来了另外一位 50 岁左右的女性。穿着黑色羽绒服的她，人还没有走进抢救室，哭声便已经传了进来。她是老人的女儿，闻讯后匆匆赶了过来。

冲进抢救室后，父女相见，抱头痛哭。

"我的老子呀，你怎么走了这一步"，女儿双手抱着老人的头，撕心裂肺地喊着。

看见自己的女儿后，老人的情绪也开始失控，说着一些我们听不懂的方言。为了不影响抢救室内的其他患者，我和护士将沉默不语的儿媳和号啕大哭的女儿都请了出去。既然患者的儿子不愿意露面、儿媳不愿意配合，那么我只能同女儿沟通了。

"医生，我父亲还能救吗？"在抢救室门口，女儿一边抹着眼泪，一边问。

事实上，老人不仅有救，而且治愈的希望还很大。因为老人服下的只是低毒的广谱灭生性除草剂，虽然口服量达 100 毫升，但因为在转运途中曾有过呕吐，送进抢救室后又经过彻底洗胃，所以大部分农药已经排出体外。

现在要做的便是监测生命体征以及进行补液、保护脏器功能、纠正水和电解质失衡等对症处理。

"有希望，但谁也不能百分之百保证，还要看后续病情变化的情况"，我如实解释了病情。

"医生，你们一定要救救他呀"，患者女儿拉着我的白大衣，她的话让我感受到了真实的亲情。

介绍过病情之后，我拿出了病重通知单让她签字。让我没有想到的是，作为患者的女儿，她却拒绝签字。

"这个字我不能签"。

"为什么？这张单子只是告知你们患者的病情，并没有特殊的内容"。

"他有儿子，我是女儿，所以不能签字"。

"你先签，等他赶到后也是要签字的"。

虽然从法律上讲，作为患者的子女，他们的地位是平等的，都有知晓患者病情的权利，也都有照顾患者的责任和义务。但是在现实生活中，在对于父母治疗的决策上，儿子和女儿却很难做到地位平等。

我仔细看了看眼前的女人，突然有一种自嘲、无奈的情绪在心间流动。

连病重通知单都不愿意签字，还能够奢望她积极配合医生的抢救、治疗吗？

既然没有人愿意签这份病重通知单，我也只能暂且把这件事放在一边。现在急需解决的问题是确定老人下一步的治疗方案。对于这样的患者，必须住院治疗，因为农药可能会对患者的肝脏、肾脏、心脏产生严重影响，有些患者甚至需要住进重症监护病房。

此时，患者的女儿坐在抢救室门口的地板上捶胸痛哭，儿媳坐在十几米之外的板凳上冷眼旁观。而我，则辗转于两者之间，因为我要将所有情况完全一致地告知这两个女人，生怕出现一点儿纰漏而将家庭矛盾转变为医患矛盾。

"安排老人住院吧？"我试探着向老人的儿媳问道。

"看他女儿是什么意思"，儿媳显然不愿意做主。

我又问老人的女儿："安排老人住院吧？"

"这个我不能做主，要问我嫂子"，此刻她已经停止了哭声。

就这样，两个女人开始相互推诿，谁也不说积极治疗，谁也不说自动离院。这是一个很现实的问题，因为谁主张住院，就意味着谁要掏钱；谁主张放弃，就意味着谁要承担责任。

"老爷子，我安排你住院好好治一治吧？"我尝试征求患者本人的意见。患者并没有回答我的问题，而是问道："我儿子来了没有？"我笑了笑没有回答，因为我实在没有勇气告诉患者真相。老人的目光转向了自己的孙女，不停地要求："我要回家，不治了"。

"你父亲怎么还没过来？"我向老人的孙女询问，得到的答案却也只是不咸不淡的一句话"我爸不会来的"。

"为什么不来？"

面对这个问题，回应我的只有沉默。我看见的或许只是表面现象，但我的内心却已经有了一些愤怒，父亲服毒自杀，病情危重，作为儿子为什么不在床前照顾？但现实是残酷的，除了内心深处的那一点儿愤慨之外，我还能做些什么呢？

老人的命运并不能掌握在我的手中，甚至无法掌握在他自己的手中。两个小时之后，两个互不理睬的女人达成了一致——放弃治疗，带患者回家。

儿媳冷着脸说："没有什么问题，回家静养几天就好了"。

女儿红着眼说："我是女儿，我做不了主，这回家就是等死呀"。

患者不停地说："我要回去，我要回去"。

那一刻，我突然发现，除了作为医生的我还抱有强烈的希望之外，包括老人自己在内的所有人似乎对病情的发展已经毫不在乎了。

每日在生死之间游走的医生依旧执着于生死，而患者和家属却早已将这一切看破，这种巨大的反差让我觉得无力且沮丧。作为医生，我明明看见了生的希望，却只能沉沦于黑暗和绝望之中。

儿媳离开医院，张罗车辆准备带老人回去。老人的女儿则反复询问我老人回家后该注意什么，又不停地解释着自己的无能为力和身不由己。我除了频频点头表示理解之外，再也无法做任何事情了。

看着老人一言不发的儿媳、忙于为自己辩解的女儿、六神无主的孙女，我突然意识到，这不正是最真实的人间吗？

我最终还是没有弄明白老人服毒自杀的原因，而他唯一的儿子始终没有出现。

临行前，女儿拉着老人的手再次失声痛哭。这哭声让我觉得似曾相识，让我想起了年幼时村子里操办丧事时的喧闹；这泪水让我觉得似曾相识，因为它包含着人世间最真实、最无奈的苍凉。

穿着寿衣的患者

凌晨三点，抢救室中满是患者，他们有的呻吟着，有的沉默着，有的挣扎着，有的已经选择放弃……没有人能够真正阻挡生命的流逝，作为医生，能做的其实非常有限。

正在忙着为其他患者更换输液泵的护士赵大胆忍不住说："家属到底怎么说，是放弃还是继续治疗？你知道吗，我只要看见这种衣服，总觉得心里有些发毛"，赵大胆似乎是在对我说，又似乎是在自言自语。

我没有回答赵大胆的问题，因为我并不知道家属的答案，我们要做的只是在家属作出放弃治疗这个决定之前履行职责，尽一切努力挽救性命。

两个小时前，从120救护车上推下来一位不到70岁的眼窝深陷的老年男性患者，此时人已经昏迷不醒。

让我震惊的并不是患者严重的病情，而是他让人惊悚的装束。只见患者全身上下都穿着花花绿绿的寿衣，很明显，患者已经被家属当成了"死人"。

"都已经穿上寿衣了，怎么又送进医院呢？"我心中不免对这种反常现象有所怀疑。

陪同患者来医院的是一大家子人，有人哭泣，有人沉默，有人冷眼旁观……

从患者女儿口中，我终于得知了患者的病情：8个小时前，家属发现患者呼之不应。因为身处农村，所以家属只喊了村卫生室的医生到家中诊治。医生发现患者已经昏迷，便建议家属立即将他送往大医院进行进一步抢救，但是患者的两个儿子商量后却并没有将他送往医院，他们觉得患者马上就要不行了，于是决定开始操办丧事。在患者被医生判断为昏迷的5个小时后，患者的女儿终于从外地赶回了家。

正常情况下，患者昏迷之后如果没有进行任何有效的治疗，便会慢慢死去。亲人在葬礼上以哭泣表达哀思、获得心理安慰，之后便是死者已矣，生者依旧。

可是，又过了将近5个小时，患者依然没有停止呼吸，于是家人将穿着寿衣的患者送来了医院。老人被送进抢救室后，有一个难题摆在了我和护士赵大胆面前：老人身穿的寿衣足足有六层，一时间难以脱去。

没有经验的人可能并不了解，对于没有知觉的人，尤其是那些失去意识处于濒死状态的人，身体会变得异常沉重，以致其他人很难快速脱去昏迷患者的衣物。但如果不脱去这些厚重的衣物，护士难以进行静脉穿刺，医生难以进行体格检查，甚至连一份心电图都做不了。

"衣服脱不了，还是剪开吧"，我对家属说。

面对我要求剪开衣服的建议，家属却犹豫了。这不仅是钱的问题，还牵涉是否吉利的问题。虽然我是一个无神论者，但也不得不考虑家属的意愿。

"医生，我父亲还有没有救？"患者的女儿恳切地问。

这个问题让我很难回答，因为这么短的时间，在没有进行任何检查的情况下，我很难对老人的病情作出准确的判断。

"从经验上看，老人病情很重，但具体原因我还不清楚，毕竟现在什么检查也没做"，医生只会看病，并不能算命，也没有透视眼。能导致一位不到70岁的老人突然昏迷的原因有很多，比如心脑血管疾病、代谢性疾病，甚至是中毒。

判断一位患者病情的严重程度并不是一件容易的事，它需要医生的经验、患者的病史以及检查结果等。

"要是还有救的话，就把衣服都剪开；要是没有救的话，就不用了"，患者的一个儿子接着说道。

患者儿子刚刚说的话让我颇为头痛，因为这句话的潜台词是：如果剪开了衣服，就意味着医生一定要成功抢救患者；如果不剪开衣服，就意味着是医生宣告患者没有抢救的必要。

我能回答家属的只有一句话："如果积极抢救或许还有一线希望，如果不抢救就一点儿希望也没有"。

沉默了几秒之后，患者的女儿说："医生，不好意思，这不是钱的问题，我们不想让老人多受罪"。

我正在为这位患者检查瞳孔，只见患者两侧瞳孔等大等圆，对光反射迟钝。家属的心情可以理解，但是如果要治疗的话，有一些检查是必不可少的，比如动脉血气分析、心电图、头颅 CT 等；有一些措施也是必不可少的，比如气管插管、深静脉置管、插导尿管等。

在家属商量的过程中，我又了解到了一些关于患者的信息。患者已经瘫痪三年，大小便不能自理。平日里住在小儿子家的地下室中，由两个儿子轮流照顾，女儿因为住得非常远，所以极少照顾患者。

一周前，患者开始出现咳嗽、咳痰，严重时甚至影响睡眠，但家属只是买了一些口服药。直到事发当天，儿子为其送饭时才发现患者半卧位斜靠在床上，已经呼之不应了。

两个儿子商量后决定不再将患者送往医院。这不仅是因为患者已经昏迷，更重要的是对于一个已经瘫痪三年且生活不能自理的人来说，死亡或许是一种解脱。于是，他们开始操办丧事，为患者穿上寿衣。但女儿赶到家中后发现患者还有呼吸，强烈要求将他送往医院，于是出现了文前那惊悚骇人的一幕。

病床上昏迷的老人让我想起了自己的奶奶，1990年，奶奶因为脑出血突然昏迷不醒。当时县医院的医生告诉父亲和伯父："即使是开刀，估计也下不了手术台"，后来父亲和伯父决定放弃治疗，将奶奶带回了家。

我家乡的风俗是在人还没有停止心跳时就为其穿上寿衣，这样逝者在黄泉路上才会平平安安。所以即使当时奶奶还有心跳和呼吸，但是长辈们却已经为奶奶穿起了寿衣，全家人披麻戴孝守在奶奶的病床前，直到她没有了一丝生命迹象。

直到奶奶出殡的那一天，我才意识到我彻底失去了她。直到多年以后我走上了工作岗位，我才意识到当时躺在灵堂上的奶奶竟还是一个有着呼吸、心跳的活人。

在现实生活中，有很多如我奶奶和这位昏迷老人一般的情况，并非每一个性命垂危之人在经过医生抢救无效宣布临床死亡后家属才开始准备丧事。

更多年以后，当我见惯了生死离别，才真正体会到这种行为虽然残忍，但有时候却并非出于不孝。我们不能简单粗暴地指责家属的无情和残忍，因为每个家庭都有自己的故事，每个人都有自己的无奈。

"等我们商量好之后再决定吧"，儿子说完后依旧不放心，又补充道："千万不要剪开衣服"。

家属的心情和意愿我完全能够理解，但是这却不符合救治流程，因为事后家属完全可以说："老人送进医院后，医生虽然进行了检查，但却没有做任何抢救"。

我并非小人，但是一定要考虑到这种可能性。不仅是因为这不符合救治流程，更是因为紧张的医患关系时刻提醒我要注意保护自己。于是，我特意站在了有视频监控的位置，又偷偷打开了手机的录音功能。

抢救室门外，子女们进行着你来我往的争论，这或许是他们此生最艰难的时刻。见到我出现，老人的一个儿子反复向我倾诉："老人患病多年，已经花了不少钱，我们已经尽力了"。女儿还在追问那个让我无法准确回答的问题："老人到底还有没有救？"另外一个儿子则保持着沉默。

在僵持了将近一个小时后，老人的堂兄拉住我的衣服说："就算治好了，活着也是受罪，实在不行的话，我们拉回家"。

就这样，在不到凌晨五点，在黑夜与黎明交替的时刻，这位穿着寿衣来到医院的老人，又被带回了家中，来也匆匆，去也匆匆。

从经验上判断，导致老人咳嗽一周后突发昏迷的原因，很有可能是肺部感染、呼吸衰竭。可惜的是，家属没有给我去证明的机会。

如果不惜一切代价救治，老人未必没有生的希望，但这种生真的会是老人自己所希望的吗？没有人知道在那幽暗不通风的地下室中，在一个个咳嗽到难以入眠的夜晚，在生活不能自理的时刻，老人心中到底渴望的是什么。

几个子女的话让我感受到人间最真实的无奈，老人堂兄的话则深深刺痛了我的心。我们不能责怪他人，因为我们无法感受他人的生活。如果没有经历过人世的悲欢离合，便不能体会到人生的真谛。人生，不仅是一本我们永远无法参透的书，也是一部时刻上演的充满无奈与纠结的话剧。

七年，一瞬

天气预报说，这几天本地会有一场大雪，很多人对此满怀期待。

护士赵大胆非常不理解人们对于漫天飞舞的白雪的期待。有人说这是因为我们很久没见过雪花飞舞了，尤其是那些终日被困在用钢筋混凝土堆砌的楼宇之中的人们。

瑞雪兆丰年，先辈习惯了面朝黄土背朝天的生活，一直都是用勤劳的汗水和虔诚的姿态向上天祈祷一场瑞雪，期盼来年获得一场盛满喜悦的丰收。

但，大雪并没有如天气预报报道的那般准时到来。没有了大雪的消息，对于我和护士赵大胆来说本是一件值得高兴的事情，因为每当天气骤变，尤其是降温之时，会有许多心脑血管疾病和呼吸系统疾病的患者集中发病，而这些患者往往会最先集中在急诊室和急诊抢救室。

急性心肌梗死、急性心力衰竭、脑出血、脑梗死、慢性支气管炎急性发作……这些有可能受到气温影响的疾病，是冬季里的常见病、多发病。

为了应对这场大雪，科室里的医生、护士早早做了精心的准备。值得庆幸的是，大雪并未如期而至。但是，有些事却要注定衰败，有些人却要注定离开。

因为青春过后，每一个人都要慢慢老去，老成孩子一样。

七年前，在腹泻病门诊。

"医生，帮我看看吧"，我抬头，只见一位满头白发的老阿姨颤颤巍巍地站在我面前。

我赶紧起身将老人扶到椅子旁，看着她坐稳、坐好。老人坐稳后，我又探出脑袋看了看诊室门外，空无一人。

"就你一个人来的？家里人呢？"每当遇见类似这样高龄却独自前来就诊的患者，我都会觉得不解，家属怎么能够放心让高龄且行动不便的老人独自前来医院看病呢？

"只有我一个人"，老人虽然看起来颤颤巍巍，但听力、视力尚可，交流起来并不算困难。

事实上，老人的病情并不复杂，也不算严重，只是有些轻微的腹泻。检查了大便，开了一些口服药后，老人却没有马上离开。

"回家后注意饮食卫生，吃点口服药，要是出现了发热和腹泻不止的情况就再过来看看"，我将门诊病历交给老人，示意她可以离开了。

已经十二点半了，饥肠辘辘的我准备结束上午的门诊工作，赶快去吃午饭。

"医生，你有孩子了吗？"老人突然冒出了这么一句话。

"有啊"。

"那你上班的时候，谁带孩子呢？"

我想老人可能从我并不标准的普通话中听出了我是一个来自外地的谋生者，我知道这样的老人大多是孤独的，他们需要的不仅是药物治疗，还有精神上的慰藉。

对于这位老人来说，来到医院，除了治疗疾病外，或许还因为医院里人头攒动，可以找人聊聊天吧。

反正已经停止挂号，再也没有其他患者；反正我中午都要在医院度过，除了吃饭并无其他事情可做。

关上电脑、摘下口罩，洗手后，我坐在老人身边和她聊了起来，"我的孩子都交给我妈妈带着"。

"带孩子是一件非常辛苦的事情"。

对于老人的话我深有感触，那些年为了帮我带孩子，我的妈妈几乎没有睡过一个踏实觉，除了身体的劳碌，还要承担心理上的紧张。

护士赵大胆曾经说过，老人带孩子，特别是患有高血压、糖尿病这种慢性疾病的老人，每带一个孩子就意味要透支健康。

她说的不无道理，因为长期的熬夜和紧张的心理状态，对于心脑血管疾病患者来说是致命的。

老人坐在椅子上，双手不停地搓捏着装着口服药的方便袋："我也带过孩子，儿子、女儿、孙子、孙女，都是我一手带大的"。

听着老人的话，我竟然开始腹诽起来"既然您有这么一大家子人，为什么要自己一个人来看病？"

老人独自来看病，有着许多不方便，对于我来说，最头痛的便是不了解老人的病史、不知道老人的病情，因为老人往往会因为思维混乱或言语不清、听力欠佳而难以沟通。

"那你的小孩呢？怎么没有陪你来看病？"我终于还是忍不住问出了心中的疑惑，因为我对这种置老人安全于不顾的行为感到不满，因为我对这种将家庭矛盾转化为社会矛盾的行为感到不满。

当然，那个时候我还没有深刻领悟，不要轻易去揣测、指责别人，因为我们不知道隐藏在背后的那些不为人知的故事，因为我们永远无法体会、理解别人的生活和苦衷。

老人瘪瘪嘴说道："他们都忙，都要上班，我就自己过来了"。

大约半个小时后，老人颤颤巍巍地离开了。如果不是老人独特的姓名，如果不是老人离开前说的那句话，我想我早已将她忘记了，就像我曾经接诊过、抢救过的无数老人一样。

分别之时，老人站在腹泻病门诊诊室门口，一手挂着拐杖，一手拿着口服药，阳光映射在她满头白发上，她轻轻地对我说："医生，一定要对你妈妈好一点儿！"

我第一次从别人口中听到这样的叮嘱，从一个患者、一位老人的口中听到，这句话让我眼角湿润，心中涌起一丝莫名的悸动，甚至有些慌乱。

没想到，只是一个转身，我便只看见老人下楼离开的背影，连一声再见也没来得及说。更没想到的是，我这一转身便是七年，七年后我竟然在抢救室里再次遇见了这位老人。

七年后，在急诊抢救室。120 送来一位据家属说突然失语、肢体偏瘫的老年女性患者。

突然失语、肢体偏瘫，即便没有医学背景的人也应该知道，这大概是要考虑急性脑卒中了。

既然要考虑急性脑卒中，那么头颅 CT 自然是需要完善的，主要是为了鉴别急性缺血性脑卒中和急性出血性脑卒中。

陪同老人前来的是两位五十多岁的女性，其中一位是患者的女儿，另外一位是负责在养老院里照顾老人的保姆。

"老人什么时候发病的？"

此刻，我还没有注意到老人的姓名。在急诊，我时常能够接诊这种长期住在养老院突发心脑血管疾病的老人。

老人的女儿说："我今天上午去养老院看她的时候就已经这样了，具体情况我也不清楚"。

了解准确的发病时间对于后续的诊治非常重要，因为如果是在溶栓时间窗内的急性缺血性脑卒中，只要没有禁忌证，就可以尝试溶栓治疗。

既然老人的女儿根本不了解老人的病情，那么我只好问负责照顾老人的保姆了。

这位说着一口本地方言的阿姨一头雾水地说："昨天晚上洗澡的时候老人还好好的呢，睡觉之前还看了一会儿电视。今天上午她一直没有睡醒，我以为是因为降温了，所以想让她多睡一会儿。"

从这仅有的病史信息来看，患者是昨晚 8 点 50 分左右入睡，到今天上午 9 点才被女儿发现。

虽然家属、保姆、120 急救医生提供的信息都是失语、肢体偏瘫，但是被送入抢救室的老人似乎并不存在肢体偏瘫的情况，因为她的四肢肌力为 5 级，肌张力不高，也未引出病理反射。

"老阿姨，哪里不舒服呀"，我特意趴在老人的耳边大声询问。

可是，老人并不愿意说话，甚至连张嘴的意图也没有。

"老人平日里有什么疾病？最近几天有什么不舒服的地方吗？"我再次向家属和保姆询问。

结果根本得不到任何有价值的信息，她们只会回答："平日里除了有些老年痴呆，其他都是好好的"。

很明显，要么她们在说谎，要么她们根本不了解老人的健康情况。

对于如此高龄的老人来说，几乎不可能没有任何不适症状，也几乎不可能没有高血压、糖尿病等慢性疾病，更加不可能无缘无故、莫名其妙地突然失语和不能动弹。

既然无法同老人直接沟通，家属和保姆又无法提供准确的信息，那么我只能依据自己的经验来判断、诊治了。不管怎样，首先要完善的检查便是头颅 CT。

在为老人开检查单的时候，我才发现，眼前这位白发稀疏，掉光了所有牙齿，不愿张口说话的患者，竟然是七年前叮嘱我善待母亲的老人。

那独特的姓名，那沉重的叮嘱，让我至今难忘。

我原本以为再也不会遇见这位老人了，却没有想到我们会在抢救室里再次相遇。我没有向任何人说起我和眼前这位老人的故事，也没有提起过老人曾经对我的叮嘱。

因为等待血液检查结果需要一些时间，所以老人的女儿便请保姆返回养老院取一些老人需要的生活用品。

老人的头颅 CT 检查并没有发现有价值的异常之处，诊断一下子陷入困境。会诊医生经过详细的查体、问诊后，同样一头雾水："老人会不会是精神心理问题？"

"不管怎么样，要不先住院吧"。

我看着老人的女儿，希望她能够给出一个明确的意见。

此刻，让人意外的事情发生了，老人突然抬起了自己的手，拉住了女儿的衣角！老人动了，并且试图说些什么。

这个意外情况让我激动不已，因为它提示老人可能并未发生急性脑卒中。

"住院就不用了，我知道情况"，女儿握住老人的手对我说。

既然女儿知道情况，为什么一开始她却不愿意说呢？

既然老人没有大碍，为什么一开始不愿意说话、不愿意动呢？

我对女儿之前的刻意隐瞒有些不满，但在了解了真相之后，我才知道自己错怪了她。

"我妈其实没有病，她就是不想住养老院，一直闹着要回家。不过我担心她年纪大了，真的会有什么问题"，女儿说出了自己的想法。

"既然老人不想住养老院，为什么不接回家？"

老人就像孩子一样，因为闹着要回家，就装病。看上去很可笑，想起来却非常让人心酸。

家属终于忍不住向我倒出了苦水："我哥哥早几年死了，嫂子改嫁了，侄女也去了国外，我自己还要带着两个孙子，实在是没有时间和精力照顾我妈"。

　　"那你为什么不早说？"

　　"因为害怕被阿姨听见！"

　　家属口中的"阿姨"正是负责照顾老人的保姆。

　　自己的家事，为什么要担心被保姆听见？这不仅是我的困惑，也是护士赵大胆的困惑。

　　紧接着，老人的女儿说出了一个让我和赵大胆感到无比震惊、无比难过的事实："要是得罪了阿姨，阿姨可能会打她"。

　　"养老院里有很多这样的老人，他们就像孩子一样，经常因为一些小事发生争吵，甚至像孩子一样打架。有时候，个别养老院里的工作人员会对老人呼来喝去，甚至骂人。像我们雇来的阿姨，也会因为老人不愿意吃饭、大小便不能自理而辱骂，甚至殴打老人！"女儿说出了老人为什么不愿意继续住在养老院里的原因。

　　这种情况是我完全没有想到的，更加让我意外的是，面对自己父母的境遇，为人子女，想的竟然不是保护父母，而是忍气吞声，甚至还要哄着那些伤害自己父母的人！

　　"你为什么不换个保姆呢"，护士赵大胆问道。

　　这个时候老人已经可以半卧位坐起来了，如同一个犯了错误担心被责骂的孩子一般，低着头，不说话。

"姑娘，你以为照顾这样有老年痴呆的老人容易吗，保姆不好找！"老人女儿的话透露出满满的无奈和忧伤。

护士赵大胆对老人女儿的话有着不同的看法："我相信这个世界上好人比坏人多"。

听完老人女儿的话后，我一时竟无言以对。我不知道她的这种做法究竟是对还是错，不知道这样的老人在现实中究竟是多还是少。

我没有想到在抢救室里竟然能够遇见七年前那位一句话便让我眼角湿润的老人，没有想到她已经老成了一个孩子，更没有想到她已经从可以独自前往医院看病，苍老到成为子女的负担。

两个小时之后，所有的检查结果都摆在了我的面前，老人除了血糖偏高之外并无大碍。

"妈，我把你送回养老院去"，在了解了病情之后女儿决定将老人送回养老院。

老人始终抓住女儿的衣角，不愿意松开，偶尔说着一句我们听不懂的话。

泪水流过女儿的脸颊，无奈充满了女儿的心间。

这便是生活，这便是人生吗？

如果是的话，我宁愿不要这样的生活，我宁愿不要这样的人生。

可惜的是，我们都无法逃离。

看着女儿和保姆带着老人离开，我又想起了七年前老人说的那句话："医生，一定要对你妈妈好一点儿！"

这一次或许真的是我最后一次见到这位老人了，这或许就是我们最后一次道别。

我将真实的自己隐藏在那薄薄的医用口罩之后，送走老人，关上抢救室的大门，我脱下有些泛黄的白大衣，看着镜子里的自己，才意识到，有一天，我们都会老去，老成孩子一样。

众生必死，死必归土

中秋节是我的生日，也是一个阖家团圆的日子。用妻子的话说，我占了极大的便宜，因为这个日子总是不会让人忘记，也总是要弄上一桌子饭菜一家人好好庆祝。

中秋节前一周，父母便多次叮嘱我一定要准时回家吃饭。其实，作为一名急诊医生，能够在节假日与家人团聚并不是一件容易的事。因为对于急诊医生来说，节假日往往更加忙碌。

幸运的是，2018 年的中秋节我终于没有辜负父母的希望，驱车从城市的一端赶到了另一端，从自己的小家来到了父母居住的地方。

中秋节前一天，天还没有亮，父亲便赶到当地最大的菜市场挑选了最新鲜的食材。天已经黑了，母亲还在为第二天的团圆家宴而忙碌。

吃饭前，父亲端出了一份意外的礼物——生日蛋糕。吃饭时，父亲带着自豪的口吻夸赞自己道："快吃这牛肉，昨天天还没有亮，我就去买了。"

大家都把这句话当成玩笑一笑了之，而我的内心却久久不能平静。让我内心不能平静的不仅是平日节俭的父母为了子女的到来而破费、忙碌，还是满头华发的父母为了一家团聚而操劳奔波，更是因为在这个阖家团聚的日子里我竟突然想到：这样温馨的场景，我还能经历几回？

父母终有一天会离开我们，悲哀的是，我们从没有真正意识到父母正在逝去。可叹的并不仅是我们没有珍惜父母尚在的日子，还有我们总会在失去后懊悔不已。

三年前的中秋夜，我并没有能够同父母团聚，而是在急诊值夜班。那一晚，有一位患者让我至今难忘。

深夜十一点刚过，深秋的冷风已经在不经意间充满了急诊室。我刚处理完一波急诊患者，远远看见三五个人搀扶着一位老阿姨来到挂号处。

挂号处正对着急诊室，两者相距十几米的距离，但是我还是能够清晰地听到这位老阿姨间断的呻吟声。原来这位老阿姨已经走失三天了，就在一小时前才在附近某厂区的路边草丛中被子女找到。

"医生快帮我们检查检查，看看我妈有没有生病？"患者的一个儿子慌忙催促着我。

虽已是深秋，患者的儿子却只穿着一件敞着怀的衬衫，手中还拿着没有发出去的寻人启事。很明显，为了寻找老人，他们已经顾不上自己身体的感受了。

这位已经走失三天的老阿姨则是一位典型的农村老人，面色发黑，精神萎靡，通过她满是灰尘的衣服不难猜测，在走失的三天里她一定过得非常辛苦。

幸运的是，这位走失三天的老人身体并无大碍，只是有些呼吸道感染后发热的症状。看着老人的衣着打扮，我突然想到自己已经去世的爷爷、奶奶。听着子女关心老人的话，我突然想到如果换作是我，是否能做得更好呢？

这位老人的子女都是老实巴交的乡下人，全家人都在附近打工。就像我的父母为了改变命运背井离乡来到这座城市一样。

安顿好老人后，两个女儿终于忍不住哭了起来。一时间，我竟然不知道该如何安慰家属，只好岔开话题问："为什么平时不给老阿姨做一个写有电话号码、家庭住址的胸牌？"

原来老人患有阿尔茨海默病，神志时而清醒，时而糊涂。之前子女曾为她做过写有电话和地址的胸牌，可是老阿姨自己会将它丢弃。中秋节前三天的晚上，老人晚饭后说出去走走，结果就走丢了。

老人表情木然，不能交流，而且还在发着高烧，所以走失的三天里她是怎么度过的、都经历过什么，我们自然也无法了解。

在等待检查结果的空隙，子女走出医院就餐，我又刚好看见老阿姨儿子蹒跚的脚步和破烂的拖鞋。

虽然素不相识，但是一股悲伤莫名涌上我的心头。在急诊科这种地方，可以看到世间百态，可以遇见富人，也可以遇见为了生活而挣扎的普通人。

我遇见过一身华服的富人对父母的病情置之不理、漠不关心；我也遇见过衣着寒酸的普通人坚定地说："医生，钱不是问题，请一定尽力治疗！"

当父母老迈之时，特别是失去劳动能力、生活能力，甚至瘫痪在床、不能言语的时候，其实是非常孤独和害怕的。那时，父母需要的不是金钱和昂贵的药品、补品，他们需要的是子女的照顾，需要的是家人的陪伴。

我不敢想象自己年老瘫痪在床时会是什么样的情景，可是我知道这位走失的老阿姨如果没有被子女找到会是什么样的结局。

第二天，子女便带着老人离开了医院。

他们浓重的口音让我觉得很亲切，他们对妈妈的爱让我觉得很伟大。因为这种爱是丝毫掩饰不来的，是丝毫伪装不出的。因为这种爱虽看似平常，却并不是人人都有的。

古语有云："众生必死，死必归土"。

每个人都要死，这是不可抗拒的自然轮回。当我们死后，必定要回归大自然，如同我们从来没有存在过一般。

父母在，人生尚有来处；父母去，人生只剩归途。

　　雨，一直在下，我却没有听见一点儿雨声。在急诊抢救室里来回忙碌的我如果不是看见 120 急救医生衣服上的雨水，甚至不知道外面的世界正在被雨水洗礼着。

　　抢救室里有一扇巨大的落地窗，白天的时候，我常常透过它看天上的云和偶尔飞过的小鸟。但是，在夜晚急诊抢救室通明的灯火中，我并没有时间去看哪怕一眼那些挂在夜幕中的星星。

　　最重要的是，我不愿意去看，那会让我更加敏感。因为在夜里，透过落地窗，我不仅看不见外面的世界，反而会毫无遮挡地被别人注视着，就像橱窗之中被展览的物品一般。

　　透过落地窗，我总觉得黑暗之中隐藏着一双透明的手，它在等待着、渴望着、狰狞着，随时可能带走被我尽力挽留的患者，而我的工作，就是从这双透明的手中抢救他们。

这些年来，我无数次站在那些素昧平生的患者床头，为他们合上眼睛。之前，我们并不相识；之后，我亦不会长久地记住他们。

真正让我感到害怕的，并不是那些我为之合上眼睛的人，而是那些我眼睁睁看着从自己手指间流逝的生命和希望。

120 急救医生推开了抢救室的大门，担架车上覆盖着一床带着蓝色格子花纹的被子。如果不仔细分辨，我甚至看不见患者，不是被子太大，而是患者太瘦弱。

蜷缩在被子里的是一位 87 岁的老年男性患者，目光呆滞，眼角处还堆积着分泌物。

"不能动弹，搞不好是卒中"，120 急救医生丢下这句话后便匆匆忙忙去执行另一项任务了。

在深冬季节，一位 87 岁的老人突发肢体偏瘫是很常见的情况。很多老年人，甚至中年人会在天气骤变的时候发生心脑血管意外事件，事实上此刻的抢救室里还躺着几位急性脑梗死和脑出血患者。

"不能动有多久了？"我向家属询问。

回答问题的是一位中年男性，他穿着黑色的夹克，说起话来带着浓浓的本地口音："已经快半个月了"。

已经快半个月了，为什么现在才送到医院里来？听完家属的回答，我的心中产生了这个疑问。

"我们之前在 ×× 医院看过"，回答问题的中年男性正是患者的儿子，他继续解释道。

我一边为患者进行体格检查，一边让家属赶快把在 ×× 医院看病的资料全部拿出来。

这位头发稀疏的老人虽然神志清楚、听力尚可，但却不能说话，甚至连一个字都难以吐出来。陪同患者前来的是儿子、儿媳和两个女儿，我从他们零乱的话语中了解了事情的大致经过。

患者今年 87 岁，平日里除了高血压外并没有任何已知的疾病。即使是高血压，在药物的作用下也得到了有效控制，最起码患者在发病前并没有任何特殊的不适主诉或症状。

事实上，既往身体健康的患者不仅生活能够自理，甚至还可以骑着电动三轮车帮忙做一些家务。半个月前患者开始莫名其妙地出现步态不稳的表现，走起路来小心翼翼，甚至还有几次跌倒的经历。

出现这些情况后，患者在子女的陪同下来到 ×× 医院就诊。由于头颅 CT 等检查并没有发现异常，所以患者只是在门诊拿了一些药。

"没说住院的事情吗？"我不解，因为患者很明显存在健康问题，而且并不是急性脑梗死、急性脑出血等常见问题。

患者子女给出的答案是："当时医生说没有什么大问题，让先吃点儿药，回家观察，如果出现其他问题再来医院"。

就这样，子女带着患者从 ×× 医院回到了家。7 天前，患者彻底倒下了，再也无法站起来，因为双上肢僵硬，他不能自主进食了。3 天前，患者已经无法控制大小便，无奈用起了成人纸尿裤。两天前，患者无法开口说话。事发当天，家属在给患者喂饭的时候发现患者存在剧烈呛咳，甚至有些喘不上气的感觉，于是由 120 救护车匆忙送进医院。

听完家属零乱的描述，看完外院的检查资料，我开始思考一个问题：导致老人从下肢乏力到完全瘫痪，从因为上肢肌张力增高而不能自主进食到剧烈呛咳甚至连呼吸都费力的根本原因是什么？

这个世界上没有人会无缘无故患病，更没有人会突然病入膏肓！如果真的出现这种情况，那只是因为患者、家属、医生都没有发现那些早已存在的细微变化罢了。

以眼前这位老人为例，有太多的细节需要去探明，有太多的疑点需要去证实。

医生对疾病的诊断如同侦探破案一般，必须要在繁芜的细节中抓住核心，在众多干扰信息中敏感地捕捉到最可疑的部分。

老人的身体散发着长期卧床患者特有的味道，因为一直使用成人纸尿裤，会阴部已经出现溃烂的迹象。

当护士打开成人纸尿裤为患者护理会阴部的时候才发现，患者存在明显的尿潴留，鼓起的膀胱如同小山一般。

事实上，在这位 87 岁的老人身上存在着两处典型的表现。

一是患者存在运动功能障碍，特点是双侧对称性、进行性、迟缓性发展，由下到上、由远到近。

二是患者存在后组脑神经麻痹，呼吸困难、进食呛咳、吞咽困难、声音微弱便是典型症状。

在总结出以上信息之后，导致患者在近半个月的时间内病情急剧恶化的答案似乎已经呼之欲出了。

虽然仍需要许多实验室检查来佐证，而且这些检查在短短的急诊时间无法完成，但是一个最可疑的诊断已经显现，那就是吉兰 - 巴雷综合征。

所谓吉兰 - 巴雷综合征，指的是脊神经和周围神经的急性炎症性脱髓鞘疾病，主要临床特征是进行性、对称性、弛缓性瘫痪，大多数患者的致死原因是呼吸肌麻痹。从本质上说，它是一种自身免疫性疾病，主要诱因便是感染，如巨细胞病毒、EB 病毒等。

多数患者在起病 1 个月内有呼吸道感染或胃肠道感染症状，并在 2 周内达到疾病高峰，脑脊液检查、神经电生理检查、腓肠肌神经活检都可以帮助诊断。

被我请来会诊的神经内科医生在查看了患者的情况后也倾向于吉兰 - 巴雷综合征的诊断。既然有了这样的推测，那么在对症处理的同时，便要考虑住院进一步完善检查来验证推测了。

这时，几个非常现实的问题摆在了患者子女面前：患者有可能因为呼吸肌麻痹而去世，他们能否接受使用呼吸机的治疗方案；他们是否做好了患者病情进一步恶化的心理准备；患者可能需要进行腰椎穿刺、神经电生理检查，也有可能需要血浆置换、免疫球蛋白制剂治疗，而这些都需要金钱。

穿着黑色夹克的儿子说："医生，给我们一点儿时间考虑，毕竟我父亲年纪大了"。

我非常理解家属此刻的心情，但我却不能替他们做主。

窗外的雨依旧在下，120救护车交错前来，凌晨的抢救室分外忙碌。半个小时后，几个子女作出了最后的决定。

"医生，你说如果花了钱，这个病就一定能治好吗？"两个女儿始终一言不发，只有儿子和我进行交流。

儿子，是个很特殊的称谓和身份，尤其是在我们这个以农耕为主的国度。在以前，儿子意味着劳动力，意味着生命的延续和家庭的希望。每到这种决定老人生死的时刻，通常是要儿子出面的。

听见患者儿子的问题后，我勉强挤出一丝笑容："这个世界上不会有任何医生会向你保证百分之百能够治好疾病，因为根本没有任何可以百分之百治好的疾病，更何况患者年纪已经这么大了"。

我知道患者的儿子说出这句话，只是为了给之后的决定做铺垫，只是为了给自己一个心安的理由。

既然他需要理解，我便给他理解，"虽然这是一种自限性疾病，如果治疗及时，病死率并不高。但是风险、痛苦、费用也是必须要考虑的问题"。

约 5% 的病死率其实并不高，甚至代表着生的希望，但是在了解了具体情况后，子女一致作出了放弃治疗的决定，"医生，等雨停了，我们就回家了"。

看着不能动弹、不能言语的患者，我突然觉得自己犹如罪犯一般可恶。因为我不仅能够预料到，甚至能够清晰地看到患者剩下的岁月将是多么痛苦、多么没有尊严。

因为呛咳而不能进食，患者将会严重消瘦，甚至会被活活饿死。

因为长期卧床，患者不可避免地会出现吸入性肺炎，发热、咳嗽、大量浓痰会接连出现。

因为不能控制大小便、不能翻身，患者很可能会出现严重压疮。

因为呼吸肌麻痹，患者已经不能正常呼吸，随时可能因为呼吸衰竭而死亡。

让人觉得讽刺的是，对于患者来说，呼吸肌麻痹导致的死亡反而是最直接、最痛快的结局了。

"要不，我给老人插个胃管吧，这样你可以将食物打碎后喂给他"，这似乎是我最后能够为老人做的事情了。

如果对象是普通患者，对于医生而言，插胃管并不是一件困难的事情，但是对于这位老人来说，因为他毫无吞咽功能，插胃管变得十分困难。儿子帮忙扶着老人的头部，我协助护士赵大胆为老人插胃管。第一次，没有成功。第二次，依旧没有成功。

如果没有亲身经历过，便不会知道那种胃管刺激带来的痛苦。看着患者刺激性的呛咳，儿子顿时泪如雨下："不插了，不插了"。

听见兄弟的哭声后，患者的两个女儿也跟着哭了起来。家属可以意气用事，医生却必须保持理性。如果不插，就意味着患者要被饿死。

"你们先出去吧"，我还是将始终不愿意离开抢救室的家属们请了出去。我看了看护士赵大胆，她也看了看我，四目相对，并无它话。我们知道，这胃管必须要插进去；我们明白，这压力必须要承受。

第三次，终于成功了。

此刻患者的儿子已经哭成了泪人，我知道在他的内心除了痛苦之外，一定还有彷徨，除了悲伤之外，一定还有迷茫……

插完胃管后，老人就像刚出生的孩子一样，除了用微微睁开的眼睛看着这个世界外，他毫无表达意图的能力。

雨停了，子女找来了车辆，他们要带着给了自己生命的父亲从黑暗驶向黎明。

临行之前，我再一次为老人检查尿管、胃管，俯身的刹那，看见了老人的眼角里被困的泪水。

生死之间

如果说妇产科医生能够有幸见证许多新生命的诞生，那么急诊科医生则注定要在很多已经散大的瞳孔中寻找自己的影子。

如果说前者是上天送给医生的特殊喜悦，那么后者便是生活留给医生的一道永无止境的思考题。

面对生死，没有什么选择是一定正确的

十几年前，村里一位和我同龄且刚结婚不久的小伙子不幸遭遇了车祸。他深夜被渣土车剐倒，导致重型颅脑损伤，命悬一线。当时村里很多乡亲都去医院探望他，走出医院每个人都无奈地摇着头。

医院已经下达了病危通知书，很多亲属都婉言建议患者的父母放弃治疗，毕竟是严重的颅脑损伤，更何况还有车祸导致的全身多处骨折，治疗前景并不乐观，患者可能死亡，也可能成为植物人，或者遗留严重的残疾和智力受损。

对于一个普通家庭来说，亲人生命即将逝去和无法承受的经济压力都是不得不面对的现实问题，天瞬间便塌了下来。父母犹豫不决，谁愿意轻易放弃自己孩子的生命？妻子痛不欲生，她甚至还没有来得及体会新婚生活的美好。

我至今还记得患者的妻子跪在患者父母面前泣不成声，苦苦哀求："你们一定要救救他，以后我们好好孝顺你们！"

后来，患者的父母不惜卖房、举债为儿子治病，患者的生命终于保住了。

在很多时候，故事到此一般就会戛然而止。但生活永远比故事复杂，患者的命虽然保住了，但他却从一个健康的小伙子变成了一个生活不能自理的残疾人。再后来，妻子与他离婚改嫁他人，只剩下年迈的父母照顾着他。

前些天，我偶遇了这家人，我不知道此刻他们是否依然认为当初的决定是正确的；我不知道他们现在生活的是否幸福。

或许，已经无所谓是否正确了。在亲情面前，哪里会有绝对的对错呢？

或许，已经无所谓是否幸福了。在生活面前，或许活着本身就是最重要的！

就像我的一位朋友说的那样："不曾站在生死临界点做选择的人，一定无法理解这种关乎生死的选择对人精神的拷问有多残忍！你的至亲、骨肉，任何一个有温度的人，绝对不会在没有竭尽全力的时候说要放弃。医学是理性的，但血脉的割舍掺杂了太多感性成分，人生的最高境界是不留遗憾，但又有谁的人生是完美的？生命本来就是一场关于接受的旅行，接受不完美也是生命的一部分！生命面前，没有对与错，只有修行！"

前段时间，我在急诊抢救室里遇到了一位服药自杀的中年女性。虽然经过积极抢救，患者暂时没有了生命危险，但预后却不容乐观。让我感到棘手的并不是医学上的技术难题，而是来自患者本身。由于患有心理疾病，20年前患者的丈夫便与其离婚了，唯一的女儿由奶奶一手带大，与患者并无多少感情。现在患者的父母已经去世，她本人又没有兄弟姐妹，前夫早已不知所踪，照顾她的人只有刚刚步入社会的女儿。

那天深夜，患者女儿的一番话让我久久不能平静，她说："我只有一万五千块钱，这些钱花完后就放弃抢救，也算我尽心尽力了"。

事实上，如果努力的话，患者还有治疗成功的可能，而且经济问题并非不能解决。然而，除了眼前的生死难关和经济压力，女儿还有另外的忧虑："就算这一次救活了，不还是受罪吗，未来不还是要面临这一关吗？"

如果站在医生的角度，我更关注的是现在能够将患者从鬼门关里拉回来。可是，在一身白衣之下，医生也是普通人，谁又能评判患者女儿最终的抉择是对或是错呢？

如果我的乡亲当初放弃了自己的儿子，如今他们就一定会更幸福吗？

那位选择放弃的女儿，有多少个深夜徘徊在抢救室门外，她的心里又有多少痛苦和纠结呢？

或许，面对生死，任何选择都没有绝对的对与错吧。

凌晨三点，抢救室门外突然传来一阵吵闹声，还伴随着砸东西的声音。出于保护自己的习惯，我并没有立刻冲出去，而是趴在门缝中偷偷张望。

原来是一位患者同收费员发生了争执。仔细听来也不是什么大事，原来这个时间段医保系统正在按预定计划升级，此时医保患者只能先行自费挂号、付费看病。一旦医保系统完成升级，患者就可以凭借缴费发票进行医保报销。虽然收费员对此情况已经做了耐心细致的解释，但这位患者却依旧不理解。

"凭什么我不能用医保卡？明天换发票，不是让我多跑一趟吗？"患者情绪非常激动，手中的保温杯一次次重重地砸在收费处的桌子上。直到保安和围观人员上前劝说、解释，这位患者才不甘地离开。

在医院，尤其是在急诊，这样原本毫无必要的纷争时常发生，所以这并没有引起我过多的关注。这位患者离开后，另外一位患者家属对站在抢救室门口观察事态发展的我说了一句话，让我至今难以忘记。

这个不到六十岁的男人叹了口气说："这种事也值得吵吗？像我们这样到了拿钱也换不回命的时候，自然也就不吵了。我最害怕的不是医生让我花钱，而是医生不让我花钱。在生死面前，这些都不是事儿！"

正是这声从我身后发出的感慨，让我对这个男人有了不一样的看法。在抢救室内，此刻护工正在为他刚刚去世的妻子穿寿衣，而他却非常不合时宜地出现在了我的身后。

一切都要从两天前说起，那天正好是我值班，120 救护车送来一位呕血的 56 岁女性患者。患者被送进抢救室的样子让我非常震惊，因为她的口角、衣服上全是血迹。

"她是肝癌晚期，呕血快一个小时了"，患者的丈夫是一位身形消瘦、戴着眼镜的男人。

此刻的患者已经处于休克状态，并且很快陷入了昏迷。毋庸置疑，对于一位肝癌晚期并发消化道出血的患者来说，死亡已经离她很近了。对症处理后，患者的血压暂时稳定了，患者的丈夫对我说："就这样吧，不要再折腾了"。

刚刚经历了这场大抢救的我初听这句话时有些不解，甚至有些愤怒，什么叫"不要再折腾了"？难道我们医护人员的努力都是瞎折腾吗？如果不想抢救，又何必把患者送进医院呢？

我停下手中的笔，看着站在我面前的这个男人说："我不明白你的意思，是要带患者回家吗？"

他停顿了几秒，回答我说："我不是要带她回家，我的意思是不要去 ICU，也不用住院了，气管插管、心肺复苏都不要了，输点液就可以了，我可以签字，一切后果我自己承担"。

我遇到过很多不愿意配合抢救的患者和家属，也听过各种各样的理由，但这样有着充分准备和担当的家属却不多见。"你知道如果不积极抢救的话，她随时可能没命吗？"我必须要确认家属知道患者疾病发展的方向和可能性。

"就算积极抢救，也不可能治好了，对她来说，多活一分钟都是痛苦"。

如果不是经历了生活的重重磨难，又怎么可能对疾病和死亡有着如此冷静和清晰的认识。事实上，在患者被确诊为肝癌的 14 个月中，曾经发生过 5 次消化道大出血。每一次都是一场生死劫难，每一次都曾让这对夫妻充满绝望。

"这是我收到的第十七张病危通知单"，他拿起笔，一边说着，一边在病危通知单上签下了自己的名字。虽然他对患者的病情有着充分的了解，虽然他对患者的结局已经有了心理准备，虽然他曾多次经历了这样的场面，虽然我已经做了反复的沟通，但他拿着笔的手依然在颤抖。

后来，患者的病情不可避免地急剧恶化，当我将呈现为一条直线的心电图递到患者丈夫面前时，他平静地点头认可，并无言语。

我知道，患者的病情一定让他非常疲惫；我知道，患者的十七次病危一定让他看透了生死。所以，我能够理解他作出放弃积极抢救的决定；所以，我能够理解他面对妻子死亡时的镇定自若。但我不能理解，当护工正在给他的妻子穿寿衣时，他却站在围观人群中看热闹。

围观的人群已经散去，只剩下站在抢救室门口的我和他。"准备走了吗？"我问道。在凌晨的寒风中，他的身影显得格外单薄："还没有，我是想来谢谢你"，这句话如同一记重拳打在了我的胸口。

治病救人是我的本职工作，我甚至没能为患者争取多一秒钟的生命，甚至刚刚还在误解他，又怎么配得上"谢谢"这两个字呢？

一时间我有些不知所措，只好勉强回答："早一点儿离开就是早一点儿结束痛苦吧"。

简单道别后，他离开了，但他说的两句话却让我至今难以忘记。

他说："这是我收到的第十七张病危通知单"。

他说："在生死面前，这些都不是事儿！"

我想，那个经历了十七次病危的妻子一定是去了另一个世界，在那个世界里不会有病痛的折磨。

我想，那个被我误解的丈夫一定开始了新的生活，那里不会再有哪怕一张病危通知单。

16号病床

一

"她要说什么？"护士赵大胆一脸疑惑地看着我。听到她的话后，我放下手中的病历本快步来到了16号病床前。

16号病床紧挨着墙角，在嘈杂的急诊抢救室中算是一处相对安静的地方。此刻躺在这张病床上的是一位71岁的老年女性患者，她正艰难地举起左手比画着什么，然而极度虚弱的她已经很难完整地说出一句话了。

我握住老人试图举起来却距离床面不足10厘米的左手问："怎么了？"老人用黯淡的目光看着我，良久之后只是张了张嘴。我又凑上前去趴在老人耳边大声询问："您想说什么？"

侧耳倾听，微微抬头仰望，我第一次注意到急诊抢救室天花板上的灯光是微黄色的，这灯光洒在了16号病床上，又覆盖在老人身上。

我看着老人泛黄的皮肤以及深陷的眼窝，在黄染的巩膜、混浊的双眼中看不见一丝生的迹象。她没有回答我，只是被我握着的左手又传递出了一丝向上的力量。

"让她的家属进来，问问是怎么回事吧"，护士赵大胆打开了急诊抢救室的大门，让老人的家属进来。

第一个走进来的是老人的儿子，一位年约 40 岁身穿黑色外套的男子。"医生，怎么了"，老人的儿子一个箭步冲上前来紧张地问。

或许是因为看见了儿子，一直试图举起左手说话的老人一下子就安静了。我松开老人的手，告诉家属："她好像有什么话要说，你们问问吧"。

表情沉重的儿子和两个脸颊上依稀可见泪痕的女儿一下子便围了上来，他们一个拉着老人的手，一个抚着老人的腿，一个摸着老人的额头。他们说了几句我听不懂的方言，家属最终明白了老人想要表达的意思。

"没关系的，不用操心"，弄明白老人的意思后，儿子对母亲宽慰道。原来老人是想让护士给自己的孩子安排一张陪护床，好让子女们可以更好地休息。女儿们破涕为笑："操了一辈子心，现在还在操心，你不要管了"。

在急诊抢救室，确实没有条件给家属安排陪护床位，但我和赵大胆还是几乎异口同声地答应了她。得到了医生、护士的承诺和子女的宽慰后，老人又满足地闭上了眼睛。

二

9个小时之前，120救护车将老人送进了急诊室。

"医生，你有什么话对我说就可以了，不要对老人说，我怕她受不了"，老人的儿子一开始便对我表达了自己的态度。看着嗜睡状态的老人和子女们焦虑、无奈的表情，我已经明白了大半。

两个多个月前，患者因为自觉上腹不适伴皮肤瘙痒在外院诊治，门诊发现胰头占位，经过一系列检查后患者被确诊为胰腺癌。胰腺癌号称"癌症之王"，恶性程度很高，很多患者确诊时就已经是癌症晚期。诊断明确后，患者就回到了家中。

就像生活中绝大多数的家属一样，子女们并没有将实情告诉患者，只是以胆囊炎、胆结石来敷衍老人。虽然晚期胰腺癌的诊断无异于宣判了老人的"死刑"，但是子女们依旧想方设法为老人找来了所谓有奇效的偏方。

"恕我直言，这种成分不明的药物可能并没有任何作用，甚至还会有一些副作用"，在了解了患者的病史之后，我向家属泼起了冷水。

老人的儿子无奈地笑了笑："这个我们都知道，之前其他医生也和我们说过。我妈只有几个月的时间了，要是有药可治的话，就不是'癌症之王'了。吃这些药，最多就是一些心理安慰吧。"

看着这位站在我面前面容憔悴的儿子，即使老人的肝肾功能衰竭可能同这些偏方有着莫大的关联，我也不忍再去指责他。

胰腺癌日复一日吞噬着患者的生命，癌症带来的痛苦消磨着老人的灵魂。疾病本身就已经让患者生不如死，家属却用这种成分不明的偏方给老人增加了更多的痛苦。这种现象并非个例，而是非常常见。缺乏基本的医疗常识固然是原因之一，而病急乱投医的心态则是大多数人行为背后的动机。

可怕的并不是老人患上不治之症，生命即将走到尽头。而是家属以爱之名隐瞒真实病情，老人可能至死也不会知道自己究竟所患何病。

可悲的并不是癌症在治疗上的不足，甚至有些癌症确诊即等于宣判"死刑"。而是患者和家属寄希望于那些不科学、不靠谱的疗法，甚至会陷入各种骗局之中，经历从绝望到希望，再从希望到绝望的心路历程。

难过的并不是患者即将离去，我们每个人都终将离去。而是我们从来没有学会如何正确面对死亡，不知道在生命的长度和广度之间如何抉择。

两个多月后，一直在暗中积聚力量的癌魔终于暴发了。某天上午起床后，老人对子女们说："我一点儿力气也没有"。

三

起初子女们以为重病的老人因为最近进食很少，所以难免会出现疲劳、乏力的现象。但让人意外的是，明明前一天还可以自行如厕的老人很快连举起手的力气也没有了。

虽然子女们立即将老人送进了急诊抢救室，但是那时他们还没有意识到老人病情的严重性。患者不仅出现了休克，就连呼吸和心率也开始变得不稳定起来。她的脏器功能已经开始出现衰竭，还出现了致命的弥散性血管内凝血。

在弄清楚老人只是担心陪床的子女没有地方休息之后，我拿着所有的化验单，想将结果告知家属。

"小声点儿"，儿子示意我小声一些，以免对话被老人听去。

其实这个担心完全是多余的，因为嗜睡之中的老人已经根本听不见正常音量的声音了。

来到门外，老人的儿子解释道："她一直不知道胰腺癌的事情，害怕她听见后不能接受"。我不忍心去戳穿家属自欺欺人的谎言，你们以为老人自己真的不知道吗？或许她只是不说罢了。

解读完所有检查数据之后，我不得不告诉家属患者的真实情况："胰腺癌终末期，病情极其危重，随时会死亡"。

两个女儿顿时泪如雨下，靠着墙壁相互搀扶着。儿子红着眼睛问："我们现在该怎么做？"

我能做的只是根据患者的真实情况提出建议，真正需要做决定的还是老人的三个子女。"最后还要不要做气管插管等有创的抢救操作？最终是决定在医院里离开，还是回家？"我关上了急诊抢救室的大门，给家属一些商量的时间。

关上大门后，我又站在了16号病床前。因为屏风的原因，角落之中的患者被一层阴影笼罩着，仿佛一双大手正压在患者身上。

"到现在尿量还不到100毫升，血管活性药的用量也越来越大了"，护士赵大胆一边严密监测着患者的各种指标，一边不停地向我汇报。很明显，在确诊胰腺癌不到三个月的时间，老人的生命即将走到尽头。

十几分钟之后，子女们达成了一致意见：放弃一切积极有创抢救。

作为一名以救死扶伤为天职的医生，我没有资格去评判这个决定是否正确，但作为一个有血有肉、有家庭、有亲人的中年人，我却无比赞成这个决定。有质量地活着要比失掉尊严的挣扎更有意义，有意识的生命要比单纯的心跳更加珍贵。

签完字后，患者的儿子说："我们兄妹几个商量后决定，还是把真实情况告诉她，不能让她临死还稀里糊涂"。

四

躺在16号病床的老人，安详地闭着双眼，就像睡着了一般。

她听不见床头心电监护仪上发出的紧促、响亮的报警声，她听不见病床旁子女们的哭泣声，她也听不见医生、护士的呼喊声。

或许，她只是听力不好；或许，她只是被癌症折磨得太累了；或许，她真的只是睡着了。

然而，这个世界上并没有这么多或许，也没有那些我们想象中的美好。这位被确诊胰腺癌不到三个月的老人已经陷入了昏迷之中，她并不打算留给孩子们更多的时间，也不再愿意去倾听那些所谓的真相了。

按照家属之前的决定，我并没有对昏迷的老人做任何有创的抢救。我站在 16 号病床的床尾，看着躺在病床上的老人，看着围在病床边的子女，听着监护设备的报警声，听着家属们含泪的话语，似乎看见老人又抬起了手轻轻抚摸着自己的孩子。

儿子哽咽着问："她是不是听不见我说话了，她还能挺过今晚吗？"

我明白他的意思，他是担心老人再也不能知道自己所患的是何种疾病了。也许他会一辈子都处于愧疚之中，也许他终生不能原谅自己没有把实情告诉妈妈。但我却不忍心给他一个肯定的答案。我能做的只是拍了拍他的肩膀，告诉他："该通知的人都通知了吗？该准备的衣服都准备好了吗？不要到时候措手不及"。

凌晨三点，有生命飞离了人间。

连接 16 号病床的心电监护仪上所有数字都变成了零，那曾经曲曲折折的波形也成了一条毫无波澜的直线。老人的两个女儿在抢救室门外抱头哭泣，儿子在其他家属的指导下认真地为老人擦洗着身体。有人已经拿出了崭新的寿衣，那寿衣在抢救室冰冷的光线下显得格外耀眼。

我坐在抢救室的另一边，默默看着已经离开人世的老人，还有那些已经熟睡或正在呻吟的患者，心中不免想着："这最后的新衣会是我们一生之中最华丽的衣服吗？"

整理妥当之后，老人即将被送走。"谢谢你"，临行前老人的儿子不忘向我道谢。

不知为何，我竟没有发声，只是向他挥了挥手。或许，是我觉得自己根本不配这声谢谢吧。

整理死亡病历时，我才注意到病危通知单上已经被水滴印出了一个大大的圆圈。我努力回想着每一个细节，到底是谁这么不小心滴落了水珠或是打翻了水杯？

直到黎明的阳光又从急诊抢救室那扇巨大的落地窗照射进来的时候，我才想起，那竟是他签字时忍不住滴下的泪水。

冬季的夜总是来得早，离开得晚，更何况是在冬至这一天。

凌晨三点，急诊室里能够听见的只有患者痛苦的呻吟声和护士匆匆来往的脚步声。我坐在急诊抢救室巨大的落地窗前，查看着患者的检查结果和用药情况。

"医生，11 床又开始抽搐了，怎么办？"站在我面前的是一位头发花白的老年女性，说起话来有些哆哆嗦嗦。

11 号病床上躺着的是一位 72 岁的老年男性患者，一个小时之前因为肢体抽搐 20 分钟被 120 救护车送进了医院。虽然患者的四肢一直在抽搐，但依旧保持着清醒的神志，而且没有出现口吐白沫、双眼凝视、大小便失禁等情况。

是什么原因导致一位 72 岁的老人突发抽搐呢？原因很简单，患者 3 个月前被查出肺癌，1 个月前被诊断为肺癌脑转移。

对于肺癌脑转移的患者来说，癫痫样症状非常常见。

对症用药后，患者的抽搐症状得到了初步控制。患者儿子拒绝住院，要求对症处理，待到天亮便自动离院。匆匆交代了决定并签字后，患者的儿子就打算离开医院。

还有几个小时天就要亮了，而患者的儿子却执意要离开。

我曾经无数次问自己，这撕开黑夜带来黎明的曙光，对有些患者来说，是否意味着更加接近的死亡？

在一个又一个黎明之后，是一个又一个必然到来的夜晚，在这个冬至的夜里，我再一次体会了从希望到绝望的起伏。

"你要是走了，谁来照看老人？"

面对我的问话，患者的儿子并不在意："没有关系，我母亲留下，我明天还有其他事情要做"。

虽然他的母亲也是一位行动不便的老人，但既然他已经有了自己的安排，我就不能强求，更何况此刻的患者已经不再抽搐。因为使用了地西泮，患者已经处于熟睡状态。

当我准备为患者进行体格检查时，看到了这样一幕：不肯离开抢救室的老阿姨端坐在患者床前，她的手始终紧紧握着患者的手，泪水不住地流下来。

我想，她握住的不仅是爱人的手，还有他们一生相濡以沫的感情，以及对生命的眷恋。

我想，这对老年夫妻也曾有过少年时光，在漫漫的人生旅途中也曾有过争吵磕绊，但他们却一起走过了一生，一直走进了急诊抢救室。虽然，疾病终究会带走他们的生命，但是爱却可以永驻于心。

在患者儿子离开医院后不久，患者再一次发生了肢体抽搐。

"地西泮注射液 10 毫克，静脉推注"，我一边看着涨红了脸、口角肌肉有些扭曲的患者，一边让护士用药处理。

事实上，虽然患者的病情比较危重，但并不复杂，处理起来也没有特殊之处。类似这样的患者，我在急诊抢救室中常常遇见。诚然，每个人都有不一样的人生，每个人都有不一样的家庭，然而我们终归会化作尘土，但是在化作尘土之前，我们始终是有感情的人。

处理完患者的症状后，我又坐在了急诊抢救室巨大落地窗前的办公椅上。

那位老阿姨站在我的面前问道："医生，他怎么又抽筋了，不是用过药了吗？"

我并没有多想，脱口而出："他脑水肿严重，抽搐是正常的"。

对于一位肺癌脑转移的老年男性患者来说，这样的解释没有任何问题。

但在说完这句话后，我突然意识到了一个可怕的问题：老阿姨可能并不知道患者的真实病情。

这种情况在生活中很常见,有些子女不仅对患者本人隐瞒病情,也会对老人的配偶隐瞒病情。如果眼前这位老阿姨之前并不知道患者的真实病情,现在却被我无意间说了出来,该如何是好?

"他脑子里有病?"从老阿姨慌张的眼神中,我敏感地察觉到她对患者的病情并不知情,更加为自己的粗心大意感到愧疚。

在那个冬季的凌晨,在依旧沉睡的城市里,我不仅没有办法从死神手中夺回患者的生命,反而让另一位老人开始提心吊胆、忧心忡忡。

"嗯,是的,年纪大了,都会这样",我嘴里这样说着,心中却有了一丝慌乱。

很明显,这个回答并不能让老阿姨满意。护士赵大胆为老阿姨搬来了椅子,扶着她坐在我对面,一下子,我无处可逃。

我不知道你是否有过这样的感觉,有时候觉得一天就像一生一样漫长,有时候却又觉得前半生犹如一天那么短暂。

当我身处急诊抢救室,面对那些生命垂危的患者,我总是觉得时间是那么短暂,短暂到在我呼吸之间便有生命猝然离去。

当我面对这位老阿姨时,我却又觉得时间是如此漫长,漫长到我能够清晰地看见她随着呼吸起伏的一根根银发。

"孩子没有告诉过您患者的情况?"我小心翼翼地试探着。

"说是肺结核,治了几个月也治不好,现在没有什么好药吗？"原来儿子对两位老人的说辞是肺结核。

　　粗心的儿子在离开前并没有向我交代老阿姨不知道患者真实病情的情况，大意的我因为脱口而出的实话让老阿姨担心不已，也让自己自责不已。

　　我可不可以告诉患者和老阿姨真实的情况呢？

　　我能不能告诉患者和老阿姨真实的情况呢？

　　我要不要告诉患者和老阿姨真实的情况呢？

　　这三个问题在我的脑海中盘旋，它刺痛我的心，划伤我的理智。

　　如果不说出实情，或许患者再也没有机会得知自己的病情，这甚至会耽误他作出人生最后的决定。

　　如果说出实情，或许会打破患者最后的希望，会给他和他的家庭带来更多的痛苦。

　　这不仅是医生的纠结，也是大多数患者家属的纠结。

　　权衡许久之后，我没有说出实情，而是选择用另外一个"谎言"来掩饰自己之前的失言。

　　因为老阿姨的一番话让我找到了原谅自己的理由——这也许是谎言，但也是希望。

　　"年纪大了，什么病都很难治，有时候看似是感冒，也可能要命，更何况是肺结核"，我就像做了错事的孩子一样，一边说着，一边避开老阿姨的目光，心中祈祷她能相信我的话。

"你说得对，我知道他的病很重。医生，你说，为什么老天不保佑好人呢？"

"人都会生病，好人、坏人都会有这么一天"，我避重就轻地回答。

很快，我就为自己的敷衍感到自责、懊恼。老阿姨颤颤巍巍地从口袋里掏出了一个旧本子，泛黄的封面彰显着它经历的岁月。她从本子里拿出一张被虫蚀过的黑白照片，照片中是一对面带微笑的中年男女。

她将老照片递给我，虽然我还不知道老人为什么要把照片递给我，但在接过照片的那一刻，我竟觉得它的分量是如此沉重。

照片的背后是几个黑色的钢笔字：生死同心。

"这是我们年轻的时候，现在人老了，都要死了"，老阿姨翻开小本子，只见上面歪歪扭扭地写着一些她对心中神明的祈祷。

"放心吧，肺结核虽然难治，但现在科技很发达，一般是要不了命的"。

我不知道老阿姨为什么要对我说这些应该对子女说的话，我也不知道老阿姨的内心是否真的相信关于肺结核的说辞。但是我知道，我应该继续这个"谎言"，我应该给老人留下一点儿希望。

让我没想到的是，一直坐在电脑前书写抢救记录单的护士赵大胆眼里已经泛起了泪光。

天亮后，患者的儿子再次来到抢救室准备带患者离院，我试探着问他："老阿姨知道患者肺癌晚期的情况吗？"

　　老人的儿子给了我一个可怕的答案："我告诉她是肺炎、肺积水"。

　　这个回答让我不知所措，"我昨天晚上告诉老阿姨，一切的根源是肺结核"，我将情况告诉了家属，希望能够得到他的原谅。

　　"没关系，我原本打算这几天就把实话说出来的"。

　　医生的一生，或许很伟大，或许很平凡，无论如何，我们都应该始终谨记：人不是一个又一个器官的简单组合，人的血肉之中夹杂着太多的情感和太多的遗憾。

　　下班后，我独自走在繁华的马路上，迎面而来的是冰冷的风和川流不息的人群。冬至之夜，那遗落在抢救室里的泪水，让我感到一股苦涩。

"医生，你看还能治吗？"

他努力向前倾着身子试探着问我，呼吸中带着一股浓烈的劣质香烟的气味。当他第三次提出这个问题的时候，我觉得无形之中有一股强大的力量掐着我的脖子，让我难以呼吸。

一

三个小时前，他用轮椅推着一位老年女性患者来到了急诊室。

患者坐在轮椅上，一言不发，如果没有急促的呼吸声，我或许根本不会发现她。

这位 50 多岁的家属直截了当地说："我们要求直接住院，她以前就有心脏病"。

"老阿姨怎么了？"

有很多人都会要求直接住院，一是自己对病情有武断的认识，二是因为害怕在门诊消耗过多的时间。但是这种要求有时候既是对自己的不负责任，也是对别人的不负责任。

既往有心脏病，不代表这一次也是心脏病发作，对于这种突然起病或病情危急的患者，明确诊断、稳定生命体征尤其重要。

在我的仔细追问下，患者家属终于断断续续说出了发生在老人身上的故事：83岁的患者患有高血压、糖尿病、冠心病、心房颤动，经常出现劳力性呼吸困难和心前区疼痛。三年以来，患者反复出现胸闷、下肢水肿，自服利尿剂后可以缓解。两天前，患者再一次突发胸闷、气喘，休息后无缓解。

事实上，不用家属描述，通过患者的病史、症状、体征，我便可以得出大致的诊断：心力衰竭、呼吸衰竭、肾衰竭。

"病情这么严重，为什么拖了两天才来医院？"我很不解地问。

家属并没有正面回答我，只是不好意思地解释道："开始不严重，晚上睡觉发现她喘得厉害，所以才送来医院"。

抱有这种想法的患者和家属有很多，结果很可能是小病拖成大病，大病拖成重病。我拒绝了家属直接住院的要求，因为患者此刻病情危重，生命体征不稳。端坐呼吸、颈静脉怒张、双下肢严重水肿、两肺可闻及湿啰音……这一切都指向急性左心衰竭，意味着必须立刻处理。

最要命的是，患者的心率仅有 38 次 / 分。在第一眼看见患者的时候，我便知道患者病情危重，但没有想到竟会如此危重！

"医生，你看还能治吗？"家属第一次提出了这个问题。

听到这个问题后，我心中不由自主地思索着，家属是什么意思，是要放弃治疗吗？

"肯定能治呀，最起码要稳定住生命体征，不然患者很可能一会儿就没命了"，这句话是我脱口而出的，说完后我便冷静下来，"患者的病情太复杂、太严重，我们只能尽量稳定住她的生命体征，治愈肯定是不可能的，你也要做好思想准备"。

家属紧接着说的话完全出乎我的意料："我们能不能不在抢救室里治疗？"

家属是不知道患者危急的病情吗？即使在抢救室各种设备的保驾护航之下，也没有人能够保证将这位高龄老人从死神手中夺回来，更何况是不具备抢救条件的门诊呢？

"为什么，你有什么想法吗？现在患者非常危险，别的不说，不到 40 次 / 分的心率就可能会要了她的命"。

"抢救室里费用太贵，去年我们也抢救过一次，花了很多钱"，男子为难地说出了原因。

家属的话让我在短时间内无言以对，他说得不错，对于病情如此严重的患者来说，治疗费用起码要数千元。

"如果要积极治疗的话，只能这样"，我的言外之意是除非放弃治疗，看着患者痛苦下去，否则就必须继续抢救。

听了我的话，家属默认了当下的抢救方案。

二

经过了一系列的对症抢救后，患者的生命体征总算勉强维持在及格线上。所有的检查结果都证实了我的猜测，但指标之高还是超出了我的预计。

患者在慢性心力衰竭的基础上发生了严重的急性左心衰竭，并且导致了休克。因为长期的充血性心力衰竭导致肾脏血液灌注、氧灌注不足，本次还出现了肾衰竭。肾衰竭的后果，一是高钾血症，二是进一步加重了心力衰竭。急性心力衰竭后，因为明显的肺水肿、肺淤血，进而导致胸闷、气喘和严重的呼吸衰竭。

诱发以上这些改变的直接原因，便是一次普通的胃肠道感染。对于老年冠心病、心力衰竭患者来说，感染往往是对身体的致命一击！

在老人胸闷、气喘等症状得到控制后，我们面临的问题便是如何处理高钾血症和三度房室传导阻滞。通俗来说，患者随时会发生心跳、呼吸骤停，不治疗就注定要丧命，但治疗也不一定能够百分之百保命，而且抢救治疗的费用将会很可观。

在了解了这些现实情况后，家属第二次提出了问题："医生，你看还能治吗？"

如果仅从科学的角度来说，我个人认为是能治的，即使治疗过程中存在一定的风险，即使没有人能够保证治疗的效果。但如果能够控制住感染，纠正酸碱失衡、电解质紊乱，改善呼吸和循环功能，就有可能为老人赢得多一些的时间。

可惜的是，治病救人从来都不是单纯的医学问题，它还包含着社会学、伦理学、经济学等层面的问题。

"虽然患者现在情况稳定了，但这只是暂时的胜利。高钾血症和心律失常没有解决，就像两颗定时炸弹，随时都有爆炸的可能。治疗可能带来一线希望，不治疗就毫无希望"。

经过仔细沟通后，家属拒绝了为老人进行进一步处理的建议，而是要求保守治疗，拒绝一切有创性操作。虽然家属已经明确表达了态度，甚至愿意承担由此带来的一切后果，但是我的心情却更加压抑，因为我清晰地预见了老人的最终结局。

无数次，绝望的阴影笼罩在我的心间，它不是对死亡的恐惧和担忧，而是自己明明有机会、有能力拯救患者，却因为各种各样的原因被束缚住手脚，到头来自己只能沦为一名无能为力的看客。

三

凌晨三点，老人已经在心电监护、无创呼吸机的警报声中迷迷糊糊睡着了。家属也已经联系好了车辆，只等着天亮后便要将老人送回家。

深秋的黎明是一年之中最美丽的风景之一，然而对于有些人来说却是生命的末路。

"医生，你看还能治吗？"

家属第三次提出了这个现在看来已经没有任何意义的问题，让我心中生出了一丝不安、愤怒和嘲讽，既然你们已经做了决定，又何必来问我？

这样的家属我见过很多，他们在寻找一个借口，寻找一个让自己内心感到安慰的理由。

"年纪大了，都会有这么一天。只要子女尽力，医生尽责就可以了。不是不给老人治病，只是不想让老人承担更多的痛苦，其他的只能交给时间"，这句话常常被我用来安慰家属。

听完我的话，这位始终与我沟通、毫不犹豫签字、反复追问我的家属在最后时刻向我透露了心声，"我知道要是透析、放起搏器的话，可以让她多活一段时间。但是，为了多活那么一段时间就必须要承担更多的痛苦，她已经八十多岁了，真的没有必要了"。

我没有说话，该说的话我早已经说过了。

"你知道吗？我自己也有病。我患白血病三年了，花了将近一百万！"

我震惊了，我完全没有想到这位家属竟有如此遭遇。还没有从震惊中回过神，他说出了让我更加意外的话："我只是她的女婿，她儿子都不管她！"我竟然全程忽视了鉴别家属的身份，他竟然直到最后才道出真相！

如果说家属之前的话只是让我震惊，那之后的话则让我瞬间泪目。"岳父还躺在家里面，不能动两年多了。岳母之前说过，如果有一天她快要不行了，一定要在家里走，要看着岳父她才能走得安心"。

在厚厚的口罩下，我欲言又止，想说些什么安慰他，却始终说不出口。我们看见的或许是事实，但不一定是真相。我们不应该轻易去指责别人，因为我们根本无法感受别人的生活。让我羞愧的是，我竟然几次冤枉了他；让我羡慕的是，即使在生命的最后一段时间，老人仍有爱她的、她爱的家人，和一个充满爱的家。

比沉睡更可怕的是一个人醒着

　　前几天，我看到一位同行分享的故事：一位 50 岁的男性患者，突发心跳、呼吸骤停。经过近半个小时的心肺复苏等抢救后患者恢复了自主心跳。但这并不意味着患者已经起死回生了，更不意味着治疗已经成功。因为长时间的心跳、呼吸骤停给患者的大脑等重要脏器造成了难以逆转的伤害，他只能在呼吸机的辅助通气下维持植物人的状态。

　　患者一家经济条件不是很好，为了治疗，家属四处筹钱。好不容易借的几万块钱却并没有全部用在最需要、最实际的地方。其中的一万块钱被家属拿去找了某位"大师"做法，据说如果将这种被"大师"做法的东西放在患者的衣服下，可以帮助患者早日苏醒。

　　可惜的是，患者永远不可能醒过来了。

作为一名急诊医生，我常常遇见类似的情况，长时间心跳、呼吸骤停的患者经过医生努力抢救后终于恢复了自主心跳。但这又怎么样呢？患者整个机体都已经遭受了长时间严重缺氧带来的不可逆的损伤。

人，是由一个个器官组成的，但这绝不意味着诸多器官的累加等同于一个人。人，应该是一个整体。

很多类似的被成功复苏的患者最终会在数小时或数天内死亡，或者处于植物人状态。奇迹不是没有，只是极少而已。

前些天有家属对我说了一句话："花了这么多钱，人最终却死了，早知道就不花钱了！"听到这句话，我几乎在一瞬间想到了四句话。

第一，医院里哪有不死人的，疾病哪里会被真正治愈？

第二，这个世界上怎么会有"如果"？

第三，如果不花钱，如果不搏一搏，又怎么确保以后不会后悔？

第四，归根结底，还是我们对疾病没有正确的理解；究其原因，还是这笔医疗费用成了我们生活中的沉重负担。

虽然我几乎在一瞬间就想到了这些，但是面对这样的疑问，我最终还是选择了沉默，没有去回答，更没有去辩驳。因为我知道自己面前的这位家属，只是对患者的去世心痛不舍，并非真要掐着我的脖子逼问："为什么我花了钱，人还是没有了？"

前几天我还收到了一位朋友的提问，他问："在医院里做了手术，术后不到十小时人就死了，医院该负责任吗？"

可能是我身为医生的原因，看到这个问题后，我几乎下意识地想回答："如果不做手术，可能连最后十个小时都没有"。当然，这只是我的心理活动，在没有获得充分的证据之前，我必须要慎重措辞。

后来，我从第三方口中得知了事情的真相：死者是因为车祸而被送进医院的，车祸导致死者双下肢离断、颅脑损伤、血气胸、脾破裂……

我常常会收到类似这样的提问，我不会回答这种叙事不完整的问题，但是却忍不住思索这提问背后的动机：他为什么要这样提问？死者的死，对他来说究竟是一种伤痛，还是一种突如其来的契机？

我将这种想法和其他人说起，有人失望地对我说："我看错你了，没想到你的内心竟然如此阴暗！"我只是笑而不语，用明亮的眸子去看着他天真的表演。

有人愤怒地对我说："你就是这样的人，你就是会这么做！"我只是初听愤怒，再思之后稍有抑郁罢了。

不是我内心阴暗，只是我不善于伪装；不是我生性凉薄，只是我看透了人性且不知避讳地说了出来而已。

提出这些问题的人，敢说自己就那么光明正大吗？敢说自己就没有一丝龌龊的念头吗?

人从出生的那一刻起,就注定要面对死亡,每个人都不能例外。我们恐惧死亡,不愿意面对它,甚至不愿意谈论它。有一天,我郑重地告诉妻子,如果我突然死了,请她一定要做好两件事:一是把我能用的器官都捐献出去,这样不仅可以帮助别人,还可以以另一种形式延续我的生命。二是要把"最后一支多巴胺"的写作继续下去,让更多的读者理解医生、理解生命。

我的话自然没有换来妻子的赞叹和感动,一番暴风骤雨般的警告和梨花低泣式的劝慰之后,妻子坚定地说:"不到终点,我们绝不提前下车!"其实,我的妻子也是一名见惯生死的医务工作者。

面对生死,医务人员尚且如此,何况是普通人呢?

我的一位高中同学,年纪轻轻就已经功成名就。在他父亲罹患肺癌后,为了延续父亲的生命,他不惜花费重金。可惜,他的父亲最终在三年前去世了。"我花了这么多钱,人却死了!"他心中郁闷难平,于是在某次聚会后向我吐露了心声。

没有共同经历的人,可能不会有相似的价值观。我不知道他能否明白一个简单又残酷的道理:有些病,原本就是要夺命的。

我曾经接诊过一位腹痛 1 小时的男性患者,自认为是胆囊炎发作。事实上,导致腹痛的原因是腹主动脉夹层。患者进入抢救室不到五分钟便失去了意识,最终因为腹主动脉夹层破裂而死亡。

　　这样的患者、这样的故事还有很多，对于医生来说，每一个都是混合着血与泪的经验教训。谁的人生不是注定在苦难中前行，谁的身体不是注定在病痛中消亡？面对绝大多数疾病，医生能做的其实并不多：有时去治愈，常常去帮助，总是去安慰。

　　所以，千万不要一厢情愿地认为，只要有钱、只要进了大医院，就一定能治愈疾病或者保住性命。

　　"花了这么多钱，人最终却死了"，这句话虽然听起来残酷、无奈，却也是我们生而为人不得不接受的现实。或许，这种坎坷就是人生的一部分吧。

不只医学

我不知道这个世界上是不是真的有灵魂，我不知道为什么在许多濒死之人的眼角都会留下晶莹的泪珠。但我知道，这泪珠里一定包含着他们一生的心酸与快乐；但我知道，这泪珠会流进他们所爱之人的心里。推开急诊抢救室的大门，感受着温暖的阳光，看着振翅欲飞的白鸽，我想知道，是不是它带走了我的患者？

两位让我难忘的农民工

一

我总是会为一件注定发生在每个人身上的事情感到难过：我们决定不了自己的出生，也决定不了自己的死亡。

曾经的我认为，人的一生只要能够不辜负自己的初心，只要能够快乐地生活，没有虚度光阴，不就可以了吗？但在接触了一些生死，见证了一些离别之后，我却又不得不伤怀起来。于是，我决定写一些发生在急诊的故事，写一些发生在人世间的悲凉。

无论身份如何转换，我们终将面对生死，终究逃脱不了这个现实的世界。在别人的眼中，我们的痛苦与欢笑始终不过是个故事罢了。

"爸，药吃了吗？"她始终放心不下远在南京打工的父亲，只能在电话里反复叮嘱。光着膀子、喝着啤酒的老张习惯性地敷衍着女儿："吃了，放心吧"。

老张在附近的一处建筑工地打工，常年的风吹日晒让他皮肤黝黑，常年的胃病让他身形消瘦。虽然患有高血压和胃病，但老张却很少吃药，他总是对别人说："这是老毛病，吃药也治不好"。这似乎是他拒绝正规治疗的借口，但女儿却知道，父亲这样做，理由只有一个，那就是舍不得花钱。

八年前，老张的妻子因为肝癌去世了。六年前，女儿大学毕业后在千里之外的城市安家落户。女儿曾经多次想将老张接到自己身边生活，但每一次都被老张拒绝。他拒绝女儿的理由是"我走了，家怎么办？我还能自己养活自己"。或许对老张来说，自己曾经同妻子一起生活过的地方才是家吧。

一年之中的大部分时光，老张都在建筑工地打工，我之所以如此了解他，缘于一年前的一次意外事故。那个时候老张不慎从将近两米高的地方跌落，被工友紧急送往医院。幸运的是，老张只是颌面部和上肢软组织损伤，并无大碍。但那次意外却让我发现了老张常年没有重视的健康问题，他的血压竟然高达 210/130mmHg。

老张被安排在急诊留观室留观治疗，因为没有任何头晕、头痛的症状，所以他拒绝了关于控制血压的建议。当时他的一句话甚至一度让我非常气愤，他说："我没有任何不舒服，为什么还要吃药？我们打工的赚钱不容易"。

没有不舒服的症状不代表没有病，这是很多人能够理解的，也是很多人不能够理解的。我知道打工者赚钱不容易，因为我的父辈同样是省吃俭用的打工者。对于医生来说，提出治疗建议的出发点是患者身患疾病不得不治疗，而不是患者的贫富贵贱。

老张或许是真的没有钱，或许是不舍得花钱，或许是认为我只是为了开药、开检查。"现在不控制高血压，以后可能会出大问题的"，我向老张详细讲解了控制高血压的必要性。

老张却说："我高血压好多年了，从来没出过问题"。

自从妻子因为肝癌去世后，老张便发现了自己高血压的问题，但除了偶尔有些头晕之外，他并没有出现任何明显症状。

"你想过没有，如果不控制血压，以后出现脑出血、脑梗死、心肌梗死这些病怎么办？如果因为脑卒中瘫痪了怎么办？"

这并不是危言耸听，而是血淋淋的教训。然而老张似乎根本听不进去我的话，甚至开玩笑地对我说："要是真的到了那一步，也就不用抢救了"。

面对这样固执的患者，我的内心充满无力感，也夹杂着一丝悲凉。因为我知道，现在站在自己眼前的是一个看似完全正常的人，但在未来的某一天，他很有可能因为突然升高的血压而变得不能言语、无法行动。多次沟通无效后，我只能让老张在病历本上写下"后果自负"的文字并签名。

我曾问他："为什么不和女儿一起生活？"

他充满无奈地说："女儿有自己的一家，我要是跟过去一起住的话，肯定会给她增加压力。我现在还能干得动，还能养活自己"。

"你要是干不动了呢？"

"干不动了就回老家，种点儿地，总不会饿死"，老张有些不服气地说："你不要看我已经60岁了，干起活来你可能还不如我呢"。

"可是你这么高的血压，要是不吃药的话，我担心早晚要出问题"。同老张熟络后，趁着他对我已经没有了戒心，我再次旁敲侧击地提醒道。

这一次他给出了内心的答案："我现在没有不舒服，我还要攒点儿钱养老"。

我在这位不服输、不认命、不听从医嘱的老张身上，感受到了作为父亲的坚强，也感受到了作为父亲的无奈。有一句话我憋在心里终究还是没有说出来，因为我觉得这句话或许太过残忍："如果不治病，我害怕你即使攒下了钱，也没有命养老"。

也许正如护士赵大胆说的："妻子死了，女儿嫁人了，家已经没有了，在外面打工不仅能够赚一点儿钱，还能够排解老张的孤独和寂寞"。

这个世界上有许多和老张一样的农民工，每一年都有农民工在急诊室离开人世。他们有着不同的故事，有着不同的辛酸，但却有着相同的结局。

我虽然预见了老张的最终结局，却从没有想到过它会来得如此快，更加没有想到过老张竟然没有对我说实话。从急诊留观室离开后不到五个月，国庆长假的最后一天，我送走了老张。

120 救护车车门打开的那一刻，我便认出了老张。只是这一次工友们送他来的原因不再是软组织损伤那么简单，此时他已经陷入深昏迷状态。同老张住在一个宿舍的工友说："头天晚上，老张说自己头晕，喝了啤酒后便上床睡觉了。今天起床的时候，我喊他出去干活儿，却怎么也喊不醒他"。

进入医院后，我第一时间为老张做了相关检查，最终确定导致老张昏迷的原因是脑出血。没有人知道老张是何时开始昏迷的，但这已经不重要了，因为脑干出血、瞳孔散大、脑疝形成的老张已经失去了手术的机会。

高血压是非外伤性脑实质性出血中最常见的原因之一，脑疝是脑出血最常见的直接致死原因。老张躺在抢救室的病床上，呼吸机发出的声音似乎在呼喊着昏迷中的他，心电监护仪上起伏的曲线似乎在描绘他曲折的一生。

都说医生救死扶伤，而我此刻面对昏迷的老张却无能为力。

经过一番周折，我终于联系上了老张远在异地的女儿。听到消息后，女儿失声痛哭："医生，请你一定要救救我爸爸"。

这种哭声、这种央求曾无数次在我耳边响起，曾无数次让我感到不安，也曾无数次让我在深夜辗转反侧。我挽救过许多人，也送走过许多人，我见证过许多人间悲哀，更多的时候却只能佯装沉默。

大约十个小时后，女儿终于赶到了抢救室，她见到了父亲最后一面。此时老张瞪大的眼睛里再也没有一丝光芒，冰冷的身躯再也不能给痛哭的女儿以一丝回应。撤下所有已经毫无意义的抢救设备后，女儿说出了一个让我深感震惊的真相。

原来老张之所以不愿和女儿一起生活、不愿意花钱治病、常年在外打工，竟然是为了还债！当年妻子罹患肝癌，老张欠下了三十多万的债务，经过多年努力，现在欠款已经只剩下不到三万元了。

"爸爸说等这些钱还清了，就不干了，来找我"，女儿断断续续地哭诉着。

在这个世界上，每一个人都有着自己的故事，每一个人都有着自己的责任，每一个人都有着自己的归宿。在别人眼中，我们只是可有可无的过客；在自己的世界里，我们默默生活，感受着，也承受着。

殡仪馆的工作人员带走了临终还穿着蓝色工作服和拖鞋的老张，女儿踉跄地跟在后面。而我，则用蓝色医用口罩掩饰着自己的伤感。

那一刻，除了沉默，我找不到更好的方式来表达自己的情感。

那一刻，老张或许终于可以卸下一身的疲惫了。

二

护士赵大胆冲进急诊室质问我："那个患者一直在咯血，病情很重，为什么不收住院？"

她所说的是一位50岁的支气管扩张伴咯血患者，一个看起来有些潦倒的男人。患者是一位外来务工人员，患有慢性支气管炎和支气管扩张症，每年这个季节都会发病。与往年不同的是，这次发病明显较重，除了咳嗽、咳痰之外，咯血量也有所增加。在发病三天之后，患者终于因为咳嗽难以入眠而在凌晨时分来到了医院急诊。

引发支气管扩张症的主要原因是支气管-肺组织感染和支气管阻塞，大多数慢性支气管炎患者或多或少会有支气管扩张症。支气管扩张症患者的主要临床表现除了反复咳嗽、咳痰之外，就是咯血，50%～70%的患者会出现咯血。有的人只是轻微的痰中带血，有的人则是大量咯血，甚至会因为咯血引发的窒息等导致死亡。

在急诊室内，见到患者持续咳嗽并且痰中带血之后，我问道："已经三天了，你为什么现在才来看病？"生活中有很多人在患病后一味拖延，幻想着扛一扛就过去了。事实上，很多人就是这样将小病拖成了大病，最终还是要来医院。

"我之前在其他医院看的，太贵了，我看不起"，患者一边说着话，一边从口袋里拿出了外院的病历本。

我知道，同样是三甲医院，看同样的病，收费不会有多少差异。"会不会有什么特殊情况？"我一边看着这位皮肤黝黑、身形单薄的患者，一边默默想着。

我仔细翻看了外院的病历本、检查资料和收费发票，并没有什么特别之处。三天来，患者一直在这家医院检查、治疗。检查项目主要有胸部CT、血细胞分析、动脉血气分析；所用的主要是抗感染、止血、化痰等对症处理的基本药物。

看病之初，外院的医生便告知了患者咯血的严重性，尤其是大咯血的致命性，并且要求患者住院治疗，但是患者签字拒绝了。这位患者在外院急诊共计输液三天，三天的花费总共不到1200元。

患者接着说："那家医院太贵了，才几天就花了一千多块钱。他们水平不行，看不好我的病，所以我到你们医院来看一看"。

很明显，这位患者不仅对自己所患的疾病缺乏了解，而且对医生存在不信任，更重要的是缺钱。

我劝说患者住院进一步完善检查并进行系统治疗，但他不仅拒绝了这个建议，而且还帮我"制订"了治疗方案："医生，你给我开药，每天不能超过100块钱"。

"为什么不能超过 100 块钱？"对于病情如此严重的患者，怎么可能做到每天的治疗费用不超过 100 块钱？巧妇难为无米之炊，如果不能完善相关检查、应用对症的药物进行治疗，即使医术再高明，医生也束手无策。

"我没有钱，想留点儿钱多输几天液。要是一次用光的话，明天怎么办？"听完患者的话后，我的思绪彻彻底底凌乱了。对于这种正在咯血的支气管扩张症患者来说，住院治疗无疑是优先的选择，有些患者甚至是需要抢救的。正如护士赵大胆所言，大咯血窒息、呼吸衰竭、休克、死亡，这一系列可以预见的情况随时可能发生，让人不寒而栗。

"我们先不谈每天治疗需要多少钱的问题，单就你的病情来说，需要住院治疗。因为你一直在咯血，我想咯血的风险之前的医生肯定和你说过了"，我的内心真的希望他能够克服困难住院治疗。

很快我就失望了，他很为难地说："我知道我应该住院，但是我的医保在外地，而且很久没有缴费了，不知道能不能用。现在我身上没有钱，家人在外地。医生，你先给我输液，看看情况再说吧"。

面对这样的情况，我只能绞尽脑汁为患者制订了 158 元的治疗方案。看病不同于下馆子，不是你想点什么菜就点什么菜，它不能依照你的口味来，而是要解决现实问题。用药不同于吃饭，你可以暂时饿着肚子，也可以敞开肚皮吃一顿，正规的治疗必须要科学、严谨、合理、规范。如果非要打破这些约束或界限，那么只能牺牲一些原则性的东西，甚至要冒着犯错误的风险。

最终的妥协方案是：患者签字输液一次，输液后尽早住院治疗或回老家继续治疗。

"可是，如果输液过程中出了问题怎么办？"护士赵大胆担心地问。

看着赵大胆，我只能将满腹委屈吞进自己的肚子里："你以为我愿意吗？你以为我不知道他的病情吗？你以为患者自己不知道自己的病情吗？关键是他自己拒绝住院治疗！"

对于一个咳嗽、咳痰、咯血的支气管扩张症患者来说，如果不住院而在门诊自费治疗，既想控制病情，每天的治疗费用又不能超过 100 块钱，简直是天方夜谭。

虽然患者受困于经济条件，虽然我最终让患者花费了 158 元钱，虽然知道简单的几瓶药水对于患者的病情不会有立竿见影的效果。但我更清楚，与其让患者承担在院外可能会出现的意外风险，不如让患者留在医院之中，这样无论对患者，还是对医生，都是一种保护。

对于患者来说，在院内，一旦病情急转直下，尚可抢救；对于医生来说，可以避免类似"我去医院看病了，医生说没有问题，回家就不行了"的责难。

下夜班后，我并没有遇见那位答应第二天就住院治疗的患者，希望他已经住进了某家医院的病房。我想，如果条件允许，又会有谁不爱惜自己的身体呢？

住在楼顶棚子里的老人

夏季的黄昏，落日的余晖透过层层树叶，在低洼不平的水泥小道上投射出一个又一个奇怪的形状。

这是一个破旧的小区，低矮浓密的树木甚至影响了 120 救护车的正常行驶。杂乱无章的建筑、曲折的小道，导航在这里毫无用处，让我心急如焚。

二十分钟前，我拨通了家属的电话："患者现在是什么情况？"

电话那头传来一个男人浑厚的声音："老人突然不能动了，你们过来吧"。

老人突然不能动了，会不会是急性脑梗死或者脑出血？挂断电话后，我心里一直想着，因为这两种疾病是生活中最常见的导致老年人突发肢体偏瘫的原因。

无论是急性脑梗死，还是脑出血，都需要争分夺秒进行治疗。如果是急性脑梗死，患者在溶栓时间窗内治疗效果最佳；如果是脑出血，患者则有可能在短时间内由于呕吐物窒息、脑疝等原因死亡。

对于一位突然不能动的老人来说，脑卒中是首先要考虑的。时间就是生命，虽然我们不想浪费哪怕一秒钟的时间，但是小区里的道路环境却阻碍了抢救生命的通道。转过几个弯，挪动了几辆影响行驶的车辆后，我们才艰难地赶到了现场。抬头看见的是一栋七层高的楼房，每一层的窗外都挂着晾晒的衣物。护士感叹道："这种老旧小区可没有电梯"。

电话里那个男人说自己家在七楼，这意味着我们要将患者从七楼抬下来。在炎热的夏季，这是一项考验体力的工作。

抬着担架一口气冲上七楼，气喘吁吁地敲开房门，一位赤裸着上身、戴着金项链、叼着香烟的男人出现在我的面前。他一边穿着拖鞋，一边说："来了，我带你们去"。

"不是在七楼吗？"我原以为这位突然不能动的老人住在这里呢。

"他住在楼顶，一个小时前突然不能动了，我怀疑卒中了"。

家属并没有回答我的话，而是关上了房门带着我们上了七楼的楼顶。原来老人并不是住在家中，而是住在七楼楼顶。

在楼顶，我见到了我的患者，一位同样赤裸着上身的老年男性，他紧闭着双眼，躺在凉席上低声呻吟着。他的住所，只是依靠着天井用石棉瓦搭建的棚子而已。棚子里除了一张铺着凉席的床和一台正在工作的风扇之外，仅剩下几件散发着酸腐味的衣物和一些还没有清洗的碗筷。

"老人家，你怎么不舒服？腿能动吗？"我尝试着搬动老人的左腿，但老人却发出了更大的痛苦的呻吟声。很明显，导致老人突然不能动的原因可能并不是急性脑卒中，而是左下肢骨折。

"摔跤了吧？"我试探着问。没有人回答我的问题。老人不愿意张口说一个字，戴着金项链的儿子只是说："送到医院检查检查"。

将老人转移到担架上并不是一件容易的事，在狭小的棚子内我们难以转身，老人无法配合，而且棚子内的温度高得让人难以承受。

"家属来帮忙抬一下"，我对老人的儿子说。

这个赤裸着上身的男人却果断地拒绝了我，他说："我腰不好，不能使劲儿"。

将老人转移到担架上之后，大家都已经汗流浃背。我忍不住回头瞥了一眼这间用石棉瓦搭建起来的"居所"，心中不免疑虑：老人是如何经受住酷暑考验的？他又是如何骨折的？这些或许并不是我应该知道的，但我却忍不住去想。

将老人送进医院后，外科医生一眼便看出了问题，老人应该是股骨颈骨折。其实股骨颈骨折在老年人中很常见，毕竟老年人相对容易跌倒，而且大多存在不同程度的骨质疏松。

但是，对于这位老人的情况，我却还有其他的困惑：在炎热的夏季他为什么会独自一人住在楼顶？他什么时候摔倒的？他的儿子对此为什么毫不在意？

将患者交给外科医生后，我带着这些困惑和感叹离开了医院，又去执行下一个急救任务了。

第二天，外科医生的诊断印证了我心中的猜测，导致老人左下肢疼痛、不能动的原因正是股骨颈骨折，同卒中没有任何关系。

"住院手术去了吗？"我问道。外科医生笑了笑："一看家属的样子就不可能住院治疗，更不要说手术了，已经签字回家了"。

这原本就是意料之中的事，很多老人在骨折后家属都会选择保守治疗。这些选择无可非议，毕竟手术对于高龄患者而言确实存在一定风险。

原本我应该很快就将这位住在楼顶的老人忘记，但是没想到一周后我再一次接到了急救任务，而地点正是这个就连空气中都漂浮着一股沸腾之气的七楼楼顶。

急救中心发出的指令说："患者喘不过气"。

"难道是肺栓塞，或者是中暑"，毕竟对于一位骨折后长期卧床的老人来说，急性肺栓塞的可能性不能排除，在这种石棉瓦搭建的棚子里生活，中暑的可能性同样不能排除。

有了上次的经验，这次我们很快便赶到了七楼楼顶。除了老人的儿子，现场还有另外几个人。他们正站在棚子外面一边抽烟，一边议论着，老人还是如同上一次那般赤裸着上身躺在床上。

不同的是，这次老人没有了呻吟声，老人的心跳和呼吸已经停止了。

"这是喘不过气？"我一边做着心肺复苏，一边低声说。我在电话里多次询问家属老人是否还有意识，家属多次告诉我他只是喘不过气。现在，却又说老人这个样子已经快一个小时了。

"心跳、呼吸已经没有了，还要不要送医院？"持续的心肺复苏和棚子内似乎要沸腾的空气让我自己也气喘吁吁。

老人的儿子问："确定没有了吗？"

"确定没有了，你看心电图都已经是一条直线了"。

"哦，那就算了吧，辛苦你们了"，他让我停止抢救工作，也表示不再将老人送进医院。

签完字后我们准备离开，在离开前，我忍不住再次回头看了看那间曾经为老人遮风避雨的简陋棚子。

我不知道子女为何要让老人住在这间"烤炉"之中，也不知道老人在临终之时心中做何感想，我不知道他的过往，如今他走了，留下的只是那间破败的石棉瓦棚子，以及我心中的感慨。

凌晨三点，我听过城市的声音

凌晨三点，我正趴在电脑前研究着影像资料。刚刚忙完抢救室工作的护士赵大胆站在我身后，用她一贯愤世嫉俗的语气问我："这些CT、X线片就这么好看？"

"嗯，反正比你好看"，我玩笑道。

在护士赵大胆的眼睛里，我就是一个脾气古怪的中年大叔，总是一脸痴迷地对着那些只有骨与肉的片子反复琢磨，说不定什么时候就会变得神经兮兮的。

我总是认为，这些影像学资料有着非同一般的意义，它们不仅能够为医生诊断疾病提供帮助，在它们的背后还饱含着一个又一个的悲欢离合……

已经习惯于俗世的我们，从来没有用一颗心认真聆听这些故事。喧嚣的世界，浮沉的人生，让我们在不知不觉中老去，让我们难以静下心来阅读世事的繁华或萧瑟。

"你听，这抢救室里的声音不正是人世间最真实、最动人的旋律吗？"护士赵大胆不仅没有因我的话而生气，反而开始多愁善感起来。

呼吸机的报警声、心电监护仪的滴答声、患者不由自主的呻吟声、护士来回奔走的脚步声、家属无助的抽泣声……

不错，这正是人世间最真实的声音，也是最动人的旋律。

一轮明月透过抢救室巨大的落地窗照射进来，无论抢救室里的人们有没有注意到日月轮回，无论身处这个世界的人们有没有意识到生老病死，它们永远挂在天空上，永远见证着这些我看见或看不见的故事，倾听着这些我希望听见或者不希望听见的声音。

仰头望去，突然想起一句话：流动的光阴，冲不淡记忆的声音。

在无数次的凌晨三点，我听过城市的声音。

一

有一天凌晨三点，我在急诊室里遇见一个年轻的女性患者。

这位来自西南某地的女孩子在附近的一家工厂打工，因为腹痛两天自行来到医院。导致她腹痛的原因很简单——急性化脓性阑尾炎。

对于这位有着典型转移性右下腹痛的患者，诊断很明确，治疗方法也很明确——手术。但是结合现实，情况却变得复杂起来。

女孩态度坚决地拒绝了我的治疗建议，要求仅进行输液治疗。我和她进行了长时间的沟通，告知了如果延误治疗可能导致的一切后果，然而她还是坚持自己的决定。

一定有人会觉得奇怪，年轻人怎么会如此无知？

事实上，之所以这么认为，是因为我们不了解事情的真相。有时候，贫穷限制的不只是我们的想象力，还有我们的生命力。

这个女孩不仅存在着腹痛，而且有持续发热，查体甚至发现有板状腹的迹象。因为担心患者病情进一步加重，所以我一直没有答应她的要求。

后来女孩才对我说出了实情，原来她不愿意住院治疗的原因是她的父亲身患肺癌，急需用钱，所以她孤身一人在外打工，即便有钱住院，也无人照顾。

因为她觉得自己还可以扛一扛，同急需用钱续命的父亲相比，自己可以作出一点儿牺牲，所以一直拒绝手术。但是，她却不知道如果急性化脓性阑尾炎延误治疗，后果可能并不只是发热、腹痛那么简单。最后，这个女孩还是被收住进了医院，而住院费用，大部分通过官方渠道给予解决。

我想，如果不是身在类似南京这样博爱的城市中，如果不是身在资讯如此发达的今天，这位坚强的女孩又会是怎样的结局呢？

二

有一天凌晨三点，抢救室里接连来了两位突发昏迷的女性患者，一位66岁，一位58岁。两位患者多年前就被诊断为高血压，平时间断服药，血压控制得并不理想。被送进抢救室后，我很快便明确了诊断，导致这两位患者昏迷的原因都是脑出血。

她们的病情很相似，治疗方法也基本相同。神经外科医生建议尽快手术治疗，但是两家家属却对同样的治疗建议给出了不同的答案。

那位66岁患者的家属毫不犹豫地同意了医生的建议，并且承诺："用最好的药，风险我们自己承担，放心去做手术，就当搏一搏"。

另外一位58岁的患者却被长时间地滞留在了抢救室，时间每过去一秒钟，便意味着患者生的希望少了一分。

有家属说："开刀的风险太高，能不能保守治疗？"

有家属说："这个决定我们不能做，要等人到齐了，商量一下"。

有家属说："她的医保是合作医疗，报销比例低"。

一开始，我还在纳闷，无论是手术还是保守治疗，家属总要给出一个答复，现场这么多人，到底还要等谁？虽然是合作医疗，但总能报销一些，难道因为报销比例低就放弃治疗了？

我想很多人都会有和我一样的疑虑，那是因为我们看见的都是表面现象，我们并不了解发生在患者身上的那些不为人知的故事。

这位58岁的患者在多年前丈夫去世后改嫁，大约十五年前，第二任丈夫也在一场车祸中不幸去世。她独自将两个同母异父的孩子抚养成人，虽年纪不满六旬，却已满头白发。

几年前，因为拆迁，患者的家庭迎来了让人唏嘘的巨变，两个同母异父的孩子因为拆迁安置费的分配问题尽显人性的卑劣，其中一个在分得了大部分款项后举家迁往某一线城市，另一个孩子对分到的费用不满，愤愤不平，他们都选择对母亲不理不顾。

如果不是因为侄儿及时发现并且将她送进医院，患者或许早已离开了人世。但侄儿永远代替不了儿子，在如此紧急关头自然也不可能替代儿子做主。就这样，在等待了将近4个小时之后，那位留在本地的儿子终于出现了。

不出意料，他作出了一个让我心中不甘却又无话可说的决定：放弃治疗。他的理由是：无论是手术还是保守治疗，患者都可能出现两种情况，那就是瘫痪或植物人。这两种情况都需要人照顾，都会增加患者的痛苦。

他说的没错，但让我不甘的是，患者毕竟才58岁，毕竟还有搏一搏的机会。

同样的疾病，不同的结局，这或许就是这个世界最真实的声音，这或许就是人世间最无奈的现实……

三

凌晨三点，经常有两个人在更新朋友圈，一个是常常值夜班的我，另一个是常常加班的他。我经常熬夜到凌晨，是因为工作；他经常熬夜到凌晨，是因为理想。

他是我的一位朋友，经营着一家科技公司。五年前，35 岁的他被诊断为多发性骨髓瘤。

多发性骨髓瘤是浆细胞的恶性肿瘤，骨髓瘤细胞在骨髓内克隆性增殖，引起溶骨性骨骼破坏。导致这种疾病的原因很多，比如遗传、接触了化学毒物等。它的临床症状及体征很多，比如骨骼疼痛、发热、抽搐、肾功能不全、贫血、出血、肝脾肿大等。我的这位朋友正是因为反复间断发热半个月才被最终明确诊断为该病。

让我感慨的并不是他会罹患这种疾病，我之所以提及他，是因为他乐观的心态和积极向上的人生态度。他并没有因为疾病而放弃自己的事业，反而更加努力。

有时候朋友会关心他："既然患了这个病，现在控制得又非常好，你为什么还不珍惜身体，注意休息呢？"很多时候，对于朋友的关心，他只是报以微笑。然而有一次，他向大家敞开了心扉："正是因为身患重病，所以才要更加努力！"

正因为不知道自己的病情会在哪一天突然加重，甚至不知道自己会在哪一天突然离开，所以在这天到来之前，他要做的就是尽快实现自己的理想，尽量多赚些钱。"不然这个世界怎么知道我来过，不然我的家人要怎么办？"他的话让我无可辩驳。

我常常想，如果我不在了，这个世界会记得我来过吗？如果我不在了，我的家人要怎么办？

"你的朋友都和你一样，像个'疯子'"，这是护士赵大胆得知我这位朋友的事情后给出的评语。

她说得不错，我们都是"疯子"。

但是，只有我们自己才知道，在浮沉的人世间，在南京这座城市里，我们活着、我们打拼着、我们向往着、我们回忆着，我们不仅是为了理想，更多的是为了纠结而无奈的现实。

四

一位农村孩子考上了知名学府，家庭贫困的她写下了《感谢贫穷》一文。文章中提到"贫穷带来的远不止痛苦、挣扎与迷茫。尽管它狭窄了我的视野，刺伤了我的自尊，甚至间接带走了至亲的生命，但我仍想说，谢谢你，贫穷。"

这些朴实的文字让我深深感动，因为在文字背后，我看见的是一个自强不息的年轻人，看见的是我曾经年轻的父母，看见的是我自己的影子。

这些朴实无华的内容让我默默沉思，因为在内容背后，我看见的是无数个饱受贫穷折磨的家庭，看见的是无数因贫穷而带来的悲伤。

这篇文章承载的，是一个年轻人的心路历程；这声"谢谢"传达的，是来自灵魂的呐喊。

如果没有被贫穷伤害过，便不会有奋起的身影和呐喊的声音。

如果不曾在黑暗中前行，便无法于迷惘之后领悟生活的真谛。

我想对文章的作者说："年轻人，在以后的人生征途上，或许还会有更多荆棘坎坷等着你。只有心怀理想，坚持不懈，才能望见星辰大海"。

凌晨三点，你听过城市的声音吗？

16岁的女孩

凌晨三点，办公室里那盆绿萝又伴我度过了一个忙碌的夜晚。

挂在我胸前的听诊器，一头连着患者的心率和呼吸音，一头连着人世的苍凉同欢喜。它就像每一个在医院里匆匆而来又匆匆而去的患者一样，总是会让我觉得那么熟悉，却又难以捉摸。

值班室里的绿萝因为缺少照料，根本留不住春天的脚步，那些已经枯萎的叶子便是最好的证明。就像身穿白大衣的我，很多时候都无法战胜死亡，只能眼睁睁看着一个又一个生命从我的眼前和指间离去。我能做的只是在日夜转换之间给这盆绿萝换水，在岁月交替之时努力治病救人。

一

护士赵大胆对我说："来了一个呕吐的孩子，说是有胃病，正在挂号"。我听着赵大胆的话，猜测一会儿步入诊室的可能是一位家长带着一个孩子。没想到走进诊室的患者看起来根本不是一个孩子，而是一位穿着红色大衣的女人。倒是陪着她一起来看病的家属看起来像一个未成年的孩子，戴着黑色边框眼镜，低着头玩手机。

"不是说有一个呕吐的孩子吗？"我一边询问着患者的情况，一边在心中埋怨、嘲笑着护士赵大胆的不靠谱。

"大夫，我做过胃镜，有慢性胃炎，你给我开点儿胃药就可以了"，患者开口要求道。

说实话，作为一名医生，我非常反感这种自我诊断、指挥医生诊治的行为。因为事实证明，患者的经验往往是靠不住的。

"哦，你确定自己只是胃炎？"我示意患者躺在诊查床上，以便对其进行腹部体格检查。

直到此刻，我才发现这位烫着黄色大波浪、浓妆艳抹的患者，竟然长着一张孩子的脸！在电脑上点开患者的姓名，她的信息豁然显现，真的只有 16 岁。

这是谁家的孩子，竟然如此打扮？这种疑惑在我心中一闪而过。我深知自己面前的这位年轻患者，已经不适合用"孩子"来称呼了，她甚至可能有着比我还要丰富的社会经验。

让我心痛的并不是她深夜发作的胃病，而是涂抹在幼稚脸蛋上的浓妆。16 岁，花儿一样的年纪，应该如同办公室里那盆绿萝一样，安安静静地在温室中享受春光，茁壮成长。然而，有些人的16岁却已经要经历人间的颠沛流离和世事的尔虞我诈。

"开点儿便宜的药，我们带的钱不够"，一直在玩手机的男孩子羞涩地说道。

做了一番沟通后，我目送这位护士口中的"孩子"离去。很明显，男孩子和女孩子是一对情侣，我不知道他们的身上有着怎样的故事，但我知道他们一定有着不容易的生活。但愿过早经历社会洗礼的他们能够披荆斩浪，顺利抵达未来，但愿他们能够在风雕雨刻的社会中学会生活。

二

1996年，教室门前的梅花已经含苞待放。原本坐在我前排的女同学却连续三天没有来上学，班主任并没有做特别交代，似乎她原本就不存在一般。被埋在书本、试卷中的初三毕业班的同学都在为升学努力着，唯有我对此好奇不已。

这位消失了三天的女同学不仅是我的邻居，也是我儿时的玩伴。原本以为她只是患病请假，没有想到的是那年春节之后，我便再也没有见过她。屋檐上的冰凌已经融化，北归的燕子带来了春天的消息。那一年，她瞒着所有人突然同隔壁班级的某个男孩子一起前往外地打工，斩断了同家里的所有联系。

第二年，我从县高中返乡，从几位初中同学口中获知了关于她的消息。直到那个时候，我才第一次知道什么是恋爱，什么是私奔。又过了一年，她带着自己的孩子回到了家中，却被父亲挡在门外。无奈之下，还没有成年的她只好带着孩子再一次离开家乡。

那个时候，还在读书的我根本不知道什么是社会；那个时候，还在从父母手中拿生活费的我根本不知道什么是艰辛。16岁的我，还有父母为我遮风挡雨；16岁的她，却已经挑起了生活的重担。若干年之后，她终于带着自己的孩子回到了家乡，终于又看见了那含苞待放的梅花。只是，那个时候她已经永远失去了自己的父亲。

我很难理解，当年成绩优秀的她为什么会突然消失，是否真的是为了所谓的爱情？她是否曾为自己的行为而后悔？但我知道，我们永远不可能再去闻一闻那教室门前的梅花香了。

三

几年前的一个中午，一位中年女性来到急诊，她的身后站着一个裹着围巾的年轻女孩。

"能帮忙开一个超声单子吗？"她的要求并没有什么特别之处，很多要求体检的人都会直接到急诊室开检查单。

"可以呀，你要做什么检查？"起初我认为是她自己要求检查。

"就是怀孕了，看看孩子怎么样？"她一边指着身后的女孩，一边对我说。

通过她的只言片语，我感到一丝震惊。一般情况下，除非孕妇突发疾病，否则常规体检都是在妇产科进行的，而且孕妇建卡后妇产科会安排定期检查。

"你没有建卡吗？不是应该去妇产科吗？"我试探着对女孩子问道。

谁知这位年长的女性却告诉我："还没有建卡呢，我们就是要看看孩子怎么样"。

看样子孕妇应该妊娠 5 个月以上了，因为她的肚子已经明显隆起。让我震惊的不只是孕妇已经妊娠 5 个月却还没有建卡，而且从挂号信息来看，孕妇只有 16 岁！

"没有医保吗？"

"没有"。

"你是她什么人？"

"我是她妈"。

孕妇始终没有开口说话，所有和我的沟通均由这位自称是她妈妈的人"全权代理"了。

"你还是等到下午两点钟去看妇产科吧，看看有没有其他的检查需要做"，我确实见过未成年便结婚生子的情况，但妊娠 5 个月以上却没有建卡的确是少数。这个反常情况让我有些警觉，果然她又说出了让我大吃一惊的话："就是做个超声，要是孩子长得不好，我们就不要了"。

她的话透露着如此无情的想法和浅薄的认知。首先，普通超声根本无法全面评估胎儿的生长发育情况；其次，她随口就说出了放弃一个生命的想法；最后，孕妇是未成年人，而这位女性同孕妇之间的关系尚不清楚，作为当事人的孕妇，始终迷茫着任人摆布。

我不知道在这位 16 岁女孩的背后有着怎样的故事，我也不知道这位年长女性到底是她的什么人。让我悲哀的不只是这位年长女性的无知和无情，还有我隐隐觉得这个 16 岁的女孩很可能已经沦为生育机器。

最终，我还是拒绝了她们的要求。

四

2016 年春节刚过，积雪还没有融化。

一位据说虚岁刚满 16 岁的女孩子被几个男生抬进了急诊室，因为女孩子已经烂醉如泥。接诊的时候，这几个同样有些醉酒的男孩子都自称是患者的朋友。几度追问患者家人的下落，得到的答案却是："我们都是在这里打工的，只是朋友"。

原来女孩并不是本地人，家人也不在本地。因为患者始终处于醉酒状态，意识不清，又频繁呕吐，所以我特意强调要这几位男孩子留下来陪同照顾。最终两个年龄相仿的男孩子留下来照顾患者，两人一左一右坐在病床边。

几个小时后，患者醒了过来，吵着要上厕所。我见患者自己还未完全清醒，而且也没有女性朋友陪同，便喊来护士赵大胆帮忙。没想到的是，患者却拒绝了她的帮助，非要让其中一个男孩子陪同，原来这个男孩子是患者的男朋友。

让人意外的是，当两人从残疾人专用卫生间出来后，一股恶臭的味道开始在走廊里扩散。没有人知道这两人在卫生间内做了什么，只能看到患者的身上沾满了污秽的排泄物。

这样的情景让我心中满是悲哀和愤怒：女孩蹒跚的步伐、没有整理好的衣服、裤子上恶臭的大便……

这是谁家的孩子，在光天化日之下仪态尽失！如果她的父母看见此刻的情景，会不会伤心难过？如果患者能够看见此刻自己的丑态，会不会羞愧难当？

护士赵大胆赶紧帮患者将衣服整理好，又叮嘱她的男朋友去买脸盆和毛巾来为患者清洗。

又过了几个小时，患者彻底醒了过来。护士赵大胆和我说："那个醉酒的女孩不见了"。事实上，患者并不是不见了，而是输液结束后没有打招呼就偷偷离开了。

"她已经醒了过来，又有男朋友陪着，应该不会出什么问题，你就不要担心了"，我希望这样的话能够让搭班护士稍微放心一点儿。

让我没有想到的是，这三个人并没有离开医院，而是坐在走廊尽头卫生间门前的长椅上。我从卫生间里出来，一眼便看见女孩子坐在中间，两个男孩子分坐在两边。匆匆而过的时候，只听见其中一个男孩子认真地问："你到底是愿意跟我，还是跟他？"

如果故事到此结束，或许还不足以让我记住这位因醉酒而失仪的女孩子，让我到现在依然忘不掉她的原因是仅仅几个月之后，她便因为腹痛被我诊断为宫外孕！

五

很小的时候，小到她还不会走路的时候，妈妈就因为爸爸的家暴问题选择离开。于是，她被留给爷爷奶奶照顾。爸爸是一个没有正式工作，而且喜欢酗酒的人，几年后便因为故意伤害罪而深陷囹圄。

一辈子面朝黄土背朝天的爷爷奶奶已经年老体衰，除了勉强维持温饱之外，并没有能力为她创造更多的条件。小学毕业后，她便被姑姑带到了这个城市打工。16 岁那年，她"嫁"给了一个 28 岁的男人。

我第一次在病房遇见这个男人时，竟然不能相信自己的眼睛。我无意以貌取人，但是真的不能相信眼前这个蓬头垢面的男人会是她的"丈夫"。后来我才了解到这个头发里散发出一股恶臭味的男人患有先天性眼病，这种眼病在青春期发病后双眼视力呈现进行性下降，出现高度近视，甚至接近失明状态。这个男人的父母同样已经去世，他跟着自己的姐姐在菜市场做一些小买卖。机缘巧合之下，经人介绍，两个同样苦难的人走到了一起。

我之所以能够了解她的故事，是因为在她结婚三年后，因为双下肢水肿、少尿被送进了医院。原来她从半个月前开始出现双下肢水肿，一周前开始出现少尿，而且出现了明显的泡沫尿。当天，带她来医院的是自己的男人和他的姐姐。男人默默站在姐姐身后一言不发，一切都是他强势的姐姐在做主。

被收入病房后，她很快得到了明确诊断——原发性肾病综合征、急性肾衰竭。

肾病综合征是一组临床症状的总称，包括水肿、高血脂、蛋白尿和低蛋白血症。引起原发性肾病综合征的原因很多，至今也没有人能够完全了解。除了原发性肾病综合征之外，她还出现了急性肾衰竭和感染等并发症。

虽然病情很重，但是她却很开心，文化程度不高、有些神经大条的她根本没有意识到自己的病情，也丝毫没有察觉自己男人的变化。

我之所以不肯用"夫妻"这个词来形容他和她之间的关系，不仅是因为他们没有领结婚证，更是出于我内心的抵触。我将她的病情和所有检查结果都告诉了这个男人和他的姐姐后，尴尬的场景出现了。

男人摸了摸鼻子，为难地问："这个病能治吗，需要多少钱？"他的姐姐指着自己的弟弟对我解释道："我们也是穷人，你看他的眼睛，没有办法，我把他带在身边，在菜市场混口饭吃。他们还没有领结婚证，我们已经仁至义尽了，以后这些事，你和她奶奶说吧！"说完后，这对姐弟便离开了医院。这绝不是普通的离开，而是一种遗弃。

从此之后，这个男人再也没有来过医院，也没有探望过她。

一周后，已经七十岁的奶奶，佝偻着腰，将她接出了医院。临行前，老人唉声叹气地告诉我："我那个不孝的儿子还在坐牢，她妈妈根本不会管她，我也老了，说不好明天我自己就死了。我也是没有办法，明天把她送到婆家，看他们怎么办吧。"

从此之后，我再也没有听到过关于她的一点儿消息。多年后，我已经离开了病房，做了急诊医生，但是我依旧没有忘记那张天真的脸。

我多次在病历系统中搜寻她的名字，却永远只有那唯一一次的住院记录。

16岁的我们还在享受着父母的庇护，而她却已经同另一个苦难的人走到了一起；19岁的我们还在享受着青春的美好，而她却已经因为患病而被遗弃了。

我坐在凌晨三点的办公室里，左边是急诊药房，右边是急诊留观室，对面是急诊抢救室。我趴在电脑前，写着一个又一个故事，在故事与故事之间，是跌宕起伏的人间。

　　风停了，我们的脚步却停不了。教室门前的梅花已经绽放了，那些 16 岁的女孩还在春雨之中漂泊吗？

风，狠狠划破夜幕，在一片漆黑中撕开一道鲜红的口子。它张开了嘴巴，好像要吞噬一切。

我还没有来得及做好准备，从这道口子中迸发出的声音便强行进入了我的耳朵。

"快，准备好，120 救护车来了"。

凌晨三点四十分，护士赵大胆话音未落，从这道口子中便溢出了红蓝相间的救护车警灯。

窗外肆虐的寒风将夜幕的口子越撕越大，越来越多的患者从这道口子中挣扎着踉跄而来。更加让人不安的是，这些踉跄而来的生命随时会被隐藏在黑暗中的死神带走，以一种决绝的方式，甚至来不及向亲人说再见。

我和赵大胆的任务便是同死神战斗，争分夺秒地去营救。

从救护车上抬下来的是一位年逾六旬的瘦弱男性，花白的头发、深陷的眼窝、无序生长的胡须、不一样的袜子……

此刻，患者已经陷入深昏迷状态，如雷的鼾声和嘴角边的呕吐物混杂在一起，夹杂着一股浓烈的酒精味，充斥着抢救室的每个角落。这种难闻的气味让人无处可逃，它扑面而来，进入你的鼻腔、嘴巴、全身每一处正在呼吸的毛孔之中。

很明显，此刻患者不仅已经昏迷，而且存在呕吐窒息。如果不立刻解决窒息的问题，患者随时会丧命。

送患者来到医院的有三位年龄相仿的男性，他们自称是患者的工友。"他病情很重，已经昏迷了，现在要做气管插管，不然会死"，来不及询问病情，我对这三位还没有意识到事态严重性的工友说。

事实上，在工作中我极少用到"死"这个字，更多是用"心跳呼吸停止""没有希望""人已经走了""准备后事"等婉转的说法。我害怕"死"字会压垮家属本就不堪一击的神经，我认为"死"字是对逝者的不尊重，因为我的内心一直拒绝着死亡。

但是，这一次我用了这个字，而且重重地强调了它。因为我面对的是同患者既没有直接血缘关系，也不存在监护责任的工友，因为我面对的是难以理解患者病情危重程度的普通人。我必须要用最简单、最直接的方式来沟通，必须要用最短的时间让他们明白事情的真实情况。

"他就是喝醉了，俺们是来输液的"，其中一位年长的工友用家乡话再次强调了他们来医院的目的。

不用我来回答，还没有离开的 120 急救医生便抢先说道："我早告诉你了，他已经昏迷了，不是喝醉了"。

"不是喝醉了，会是什么问题？"工友很不解。

我一边准备着气管插管的物品，一边接着说："完全有可能是脑出血，不管怎么说，先保命！你们还是赶快通知老板和患者家属吧"。

护士赵大胆将三位工友请出了抢救室，我则将喉镜深入了患者的气道之中。

根据我的经验，一旦患者出现"意识改变＋血压升高＋呕吐"，往往意味着发生了脑出血，尤其是这种饮酒后的中老年男性患者。从这位昏迷患者的呕吐物中明显闻到了酒精的味道，患者此刻的血压也高达 230/120mmHg，甚至在我进行气管插管的时候，他的口中还在不停地向外翻涌着胃内容物。

"先生，你救救他，他也是一个可怜人"，另一位工友开口说道。

在本地，绝大多数人都称我为医生，少数人称我为大夫，却从没有人称我为先生。面对这个称呼，我很惶恐，因为我带来的都是不幸的消息，因为我根本抵挡不住死神的脚步。

"联系到患者家属了吗？"这个问题是我最关心的，因为患者的病情极其危重，随时有死亡的可能。一时之间，三位工友难以联系上患者家属。向领导请示后，我决定在继续联系患者家属的同时一切按照正常的抢救流程进行。

气管插管后，我同护士赵大胆带着患者去做了头颅和胸部的CT检查。因为患者有些躁动，且生命体征不稳，所以我穿着厚重的防辐射服陪着他一起在CT室中做检查。

在搬动患者的时候，我发现这位患者系在腰间的裤带，是一根用白布做成的布条，竟同三十年前我爷爷的一模一样。这根泛黄的简易裤带就那么系在患者的腰间，一头系着生活，一头系着生命。

CT检查结果同我预料的一样，脑出血、脑疝形成、吸入性肺炎。

幸运的是，患者在昏迷、呕吐后被工友及时发现，否则很可能要么因为脑出血而死亡，要么因为呕吐物窒息而死亡。

不幸的是，患者在他乡陷入生死绝境，此刻他孤身一人。

诊断明确后，三位陪同前来的工友开始紧张起来，他们终于意识到这并不是喝醉酒那么简单，毕竟他们对"脑出血"这三个字有着直接的印象，对抢救室里忙碌的场面感同身受。

几番催促之后，患者的老板来到了医院。工友们口中的老板，是一位不到五十岁的男人。从老板的口中，我得知了患者的一些基本情况。

患者真实年龄为63岁，来自外省，在工地上打工将近两年，平日里除了血压有点儿高之外，没听说有什么疾病或者不适症状。当天晚上，因为气温骤降，几名工友聚在一起喝了点儿酒。饮酒后患者出现头痛、呕吐，但并没有引起患者自己和工友的重视，因为大家都认为这只是醉酒的表现。直到患者出现意识丧失，三位工友才意识到要将患者送进医院"醒酒"。

这位老板是我见过为数不多的有担当的人，他关心的是患者的生命，而不是金钱。但患者的病情极其危重，必须要第一时间告知患者的直系亲属。这不仅是道义使然，也不仅是人伦所需，更加是医生的义务。

几番周折后，工友终于在宿舍找到了患者的那部老旧手机。通讯录里只有几个没有备注姓名的电话号码，我拨通了排在第一位的电话。

"喂，你是×××的家属吗？"

"是的"。

"我是医生，×××因为脑出血昏迷正在医院抢救，你能赶过来吗？"

我简要地说明情况后，并没有得到对方的回应，电话那头一片沉默。

"喂，你在听吗？"

家属问："严重吗？"

谢天谢地，家属并没有将我当成骗子，也没有挂断电话。但是让我意外的事情还是发生了，家属听完我的介绍后，只是说了一句便挂断了电话："我去不了，你打电话给我家老二吧"。

父亲命悬一线，儿子却置之不理，除了让我感到愤慨之外，还有一丝凉薄。无奈之下，我又拨打了通讯录里的另外一个电话号码。

在拨打了三次之后，电话终于接通了。

"请问，你是×××的家属吗？"

"嗯"。

原来这个号码刚好是患者二儿子的，我赶紧再一次介绍了患者的病情，并提出希望家属能够尽快赶到医院的要求。

电话里，又是长时间的沉默，让我感到恐慌的沉默。

"严重吗？"

"很严重，可能会死"。

"可是，我现在赶不过去"，电话那头的二儿子也拒绝了我的要求。

接连被拒绝后，我已经有些愤怒了："脑出血你肯定听过吧？出血量多的话是要死人的你知道吧？治病是需要钱、需要家属签字的你知道吧？你有时间等，你爸爸没有时间等"。

我从没有想到，面对父亲病危的情况，两个儿子竟然先后拒绝前来医院。听见通话内容的护士赵大胆忿忿不平地感叹道：

"如果早知道是这样，要儿子有什么用"。

要儿子或许并没有什么用，否则63岁的患者为何还要孤身一人远在异地出卖劳力呢？

"你们先抢救，我想办法"，患者的二儿子说了这么一句不明不白的话后就挂断了电话，就像自己的大哥一样。

医院已经在全力救治，费用已经由老板解决，但患者命悬一线，唯一缺少的便是家属的照顾和陪伴。作为儿子，难道不应该第一时间赶到医院尽孝吗？

事实上，我并不敢奢望患者的两个儿子能够立刻赶到医院，毕竟两地相距近三百千米。我只是希望家属能够理解患者的病情、知晓治疗方案，能够照顾患者，并在必要时作出一些重要决定。

既然两个儿子都像断了线的风筝一般，那么医生就必须要紧紧抓住连着患者生命的最后那根线。

凌晨五点，急诊室冰冷的地板倒映着患者老板忧愁的面孔，他盯着我问："医生，他没有什么大问题吧？"

这个问题他已经问了很多次，我依旧如实回答："很严重，出血量大，出血部位也很凶险。血压、心率等生命体征很不稳定，根本没有做手术的机会，估计很难撑到天亮"。

事实上，患者脑干出血在20～30ml，脑疝形成，肺内有大量呕吐物，更可怕的是患者很快便发生了神经源性肺水肿。

那些在气管插管里来回奔跑的粉红色液体就像患者想要挣脱肉体而不能的灵魂一般来回游荡。各种抢救设备发出的无节律的警报声就像死亡降临前的丧钟一般，让人心神不宁。

我站在床头协助护士清理患者的呼吸道，一低头便看见患者满是岁月沟壑的面孔。我曾经无数次站在床头为逝去的人合上双眼，但是这一次我或许不必再这样做了，因为一直处于深昏迷状态的患者始终没有睁开双眼。

清晨七点，阳光透过抢救室巨大的落地窗照进来。满地阳光，却感受不到一丝温暖。没有警报声的心电监护仪，同样透露不出一丝生的气息。一位大抵只有 20 岁的年轻人出现在了抢救室，他自称是患者的孙子。

"接到电话后，我就赶过来了"，这位虽然年轻但看上去很老成的年轻人解释道。

年轻人的出现完全出乎我的意料，我甚至有些如释重负。

"你的父亲怎么没有来？"我依旧不能释怀为什么患者的两个儿子都不愿意前来，如果他们愿意赶到的话，三百千米的车程其实并不是遥远的距离。

但是，年轻人接下来的话让我无言以对，甚至羞愧不已。原来他的伯父早在十年前便因为车祸永远站不起来了，他的父亲因为糖尿病足而接受了截肢治疗，此刻正在当地医院住院。

生活再一次用活生生的例子告诉我：永远不要轻易去揣测、

指责别人，因为你永远不会知道那些隐藏在深处不为人知的故事，因为你根本不能体会别人的磨难。

年轻人在距离此地一百千米的城市打工，接到父亲的电话后便匆忙赶来。虽然与同龄人相比他要稳重得多，但如果要将决定祖父生死的责任交给他，依旧有些让人心痛。

这个家庭能否承受支付了高昂的治疗费用后患者依旧无法清醒的结局？

这个家庭能否接受让患者丧失生命最后尊严的事实？

患者自己做不了决定，也没有人能够替这位年轻人做决定。

我将患者当下的病情，所有的利弊、可能，统统告知了这位身形单薄的年轻人，希望他能够做出最终的决定。

几位工友早已离开，老板在交了一笔费用后也离开了，走廊里只剩下不停打电话的年轻人。

我站在抢救室内，隔着落地窗，沐浴在没有温度的冬日阳光下，明明看见了太阳，却没有看见希望。

"医生，我们不看了"，挂上了电话，年轻人作出了放弃治疗的决定。

对于如此病情的患者，如此背景的家庭，我早已猜测到家属会作出放弃治疗的决定，因为这样的情况在急诊经常发生。

有时候，我会为这样的决定感到难过，毕竟放弃的是一条生命。

有时候，我会为这样的决定感到辛酸，毕竟放弃意味着医护人员之前的努力付诸东流。

有时候，我会为这样的决定感到愤慨，毕竟患者还有奋力一搏的机会。

有时候，我会为这样的决定感到纠结，毕竟活着的人还要活下去。

家属经过深思熟虑后作出了放弃治疗的决定，虽然我心中有一丝惆怅，却也能够理解和尊重。

年轻人找了一辆面包车，他要带着自己的祖父离开这个陌生的地方。

护士赵大胆在为患者做着最后的护理工作，努力让患者保持最后一丝尊严。我戴着口罩站在一边，内心麻木而心酸，不忍而挣扎。

如果不是家庭的重担、儿子们的疾病，63岁的他应该在安享晚年，而不是在工地上继续打拼吧？

如果他能有意识、有条件控制好自己的血压，悲剧会不会来得晚一些？

如果再搏一搏，如果不放弃，患者还会有一丝希望吧？

几个小时前，看着命悬一线的患者，我曾经多么希望他能够挺住，多么渴望奇迹能够出现！

年轻人离开前向我道谢，我一抬头，发现在他的脸颊上清晰地挂着两道泪痕。

冬日的阳光、冰冷的地板、明亮的灯光，将这两道泪痕折射到抢救室的每一个角落，同患者留下的刺鼻气味混杂在一起，再一次进入每一个人的鼻孔、嘴巴、每一处呼吸着的毛孔……

那一刻，我的心突然如同被未知的力量揉搓着一般，痛着且悲着。

患者被年轻人带走了，我同护士赵大胆也该下班了。

"你信不信，抢救室也是有灵魂的"，赵大胆突然抛出了这么一句话。

是啊，或许抢救室真的是有灵魂的吧，这不是封建迷信，而是生活的沉淀和情感的寄托。

抢救室的灵魂就是那些已经去了的，还没有去了的人们的灵魂，就是我的灵魂，就是护士赵大胆的灵魂，就是爱的灵魂。

抢救室的灵魂就是生活的挣扎、纠结，就是人的身不由己、言不由衷，就是对生命的尊重和怀念……

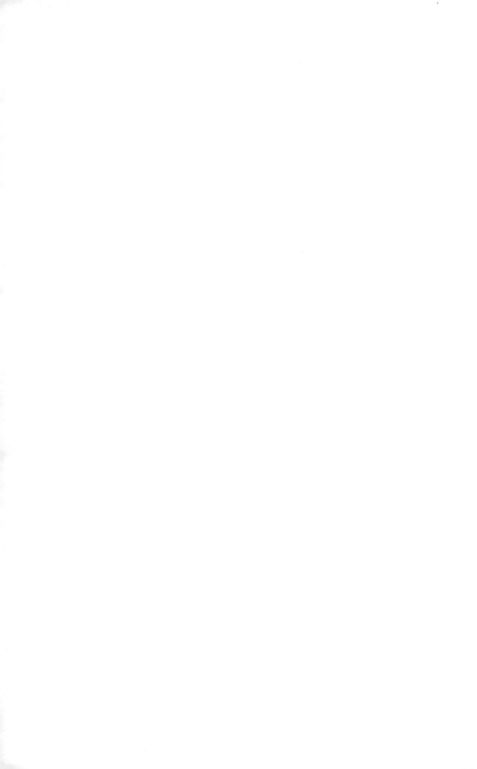

偶尔治愈

"给你个橘子！"她微笑着伸出手来。那一秒空气是凝固的，那一刻我的内心百感交集，这样放弃治疗的场景我经历过许多次，但却从来没有想过这个反复呻吟着的女孩会送给我一个橘子，更加没有预料到自己会因为一个小小的橘子而难过得想哭。我始终还没有说出一个字，只是觉得被我握在手中的橘子有些温暖，带着期盼的温度。

父亲

他冒着风雨，经过长途跋涉，终于在深夜回到了那扇熟悉的门前。打开门那一刻，面对着一脸错愕的父亲，已经被雨水淋湿了头发的他毫不犹豫地说出了那句准备了许多年的话："爸爸，您辛苦了，我爱您！"

这不是电视剧中催人泪下的一幕，而是一个真实的故事，故事的主人公是我的一个朋友，他曾经做过医生，现在经营着一家连锁餐饮企业。

高二那一年，他的母亲被确诊为结肠癌。母亲患病后，他的生活一下子变得灰暗起来。为了给母亲治病，家里借了很多债，甚至连高三的学费都需要向亲戚借。他同我一样，因为亲人的离世而选择学医。

虽然上天给了他一条坎坷的路，但是父亲却为他撑起了一片天。为了支撑这个家，他的父亲在他母亲去世不到半年后便远赴异地打工。起初，在建筑工地打工的父亲依靠体力和技术还能获得满意的收入，但天有不测风云，就在朋友大二那年，一场突如其来的急性脑梗死让他的父亲遗留了右上肢功能障碍。

磨难没有打倒这对父子，同学拼命做兼职，希望能够缓解父亲的压力，他的父亲虽然残疾，却依旧在建筑工地上干着一份力所能及的工作。朋友在进入临床工作的第二年便辞职了，因为那个时候医生这份工作的收入并不能在短期内满足他和父亲的经济需要。

母亲病故，父亲残疾，他在很长一段时间里满脑子想的都是要出人头地，报答父亲。多少次想给父亲一个深情的拥抱，却总是在犹豫之间错过了。直到那一年的父亲节，他在社交网络上看见下属关于父亲节的感慨后，才连夜驾车回到了家乡，敲开了那扇斑驳的大门。

我的朋友是勇敢的，因为他终于说出了隐藏在心中多年的话。那我们呢？

面对脊背不再挺拔的父亲，我们能否意识到他已经老去？

面对父亲满是皱纹的双手，我们能否意识到这双手曾经为我们撑起了一片天空？

二

十几个小时之前，护士赵大胆偷偷在抢救室内抹着眼泪，因为一个拒绝治疗的男人让她想到了自己远在天国的父亲。

一位54岁的男性走进了急诊室，他告诉我："最近总是恶心，有十几天了！"

事实上，引起我重视的并不是这句话，而是患者明显水肿的颜面部和双下肢。

"会不会是吃坏了东西？"这位安徽老乡始终认为自己的不适是十几天前吃了一块西瓜的缘故。

我没有回答这个问题，我心中想着患者的病很有可能是肾衰竭。

当人体出现急性肾衰竭时，因为氮质血症以及水、电解质、酸碱平衡紊乱，不仅会出现身体水肿，还会导致恶心、呕吐等症状。

基于这种考虑，我建议患者做一系列初步检查，比如血气分析、血常规、尿常规以及肾功能和电解质检查等。

但是，这位在36℃高温天气还穿着厚重工作服的老乡却拒绝了我的建议。他的要求看似很不合理，既不愿意检查，也不愿意治疗。

但是，我知道这看似不合理的要求其实并不矛盾，身体上的不适让他不得不来医院，经济上的压力却又让他犹豫不决。

没有人会不在乎自己的健康，没有人会在面临困境时不想寻求帮助。但是，现实的压力和人生的无奈却会让我们作出一些在别人看来并不理智的决定。

　　"先简单检查一下，如果是小病，你就扛一扛或者在这里治疗；如果情况比较严重，你可以回老家继续看病。"对于这样的患者只能通过迂回的方式来沟通、劝解。

　　最终，他同意接受检查。检查结果同我心中的猜测基本吻合：肾衰竭、酸中毒、高钾血症。

　　面对着血肌酐 616μmol/L、pH 7.123、钾离子 6.1mmol/L 的结果，我内心充满了矛盾。让我感到庆幸的是，我成功地让患者完善了这些检查，如果没有做这些检查、没有明确诊断，患者很可能会在稀里糊涂中死于高钾血症。

　　让我感到悲伤的是，这位在此打工的老乡很明显没有足够的经济条件来支撑后续的治疗。

　　作为医生，我能做的事情很有限：告诉他疾病发展的各种可能和可以选择的治疗方式。

　　在肾内科医生会诊后，患者还是拒绝了住院治疗的建议。他甚至拒绝了我要求同他远在广州打工的儿子通话的要求，而是要直接离开急诊室。

　　每一个人都知道罹患这种疾病如果不及时治疗的后果，他自己也很明白。对于这样的患者，有时我的内心会充满"恨意"，因为他们明明有获救的机会，但自己却推开了救援者的双手。然而面对这位老乡，我却怎么也"恨"不起来。

"大儿子还没有结婚，小儿子还在上大学，家里积蓄不多，实在看不起病！"

这是一个多么现实的理由，这是一个多么无奈的借口。

当我为他临时纠正了水、电解质、酸碱平衡紊乱后，他答应我连夜回安徽接受系统诊治，之后便离开了急诊室。患者离开后，护士赵大胆一边整理着床位，一边默默流着眼泪。

十年前，护士赵大胆的父亲因为糖尿病肾病出现了肾功能不全。那个时候赵大胆已经远嫁他乡。在经历了三年的血液透析后，赵大胆的父亲最终还是在大年初三的深夜被发现猝死于家中。

那一晚，赵大胆正在急诊室里忙着抢救患者。

我知道赵大胆流泪的原因不仅是因为这个患者让她想起了自己的父亲，以及父亲因为同样的疾病所承受的痛苦，也是因为今天刚好是父亲节，大家都在朋友圈里表达对父亲的感谢，而她却从来没有当面对她的父亲说过一句"父亲节快乐，您辛苦了！"

三

我是一名医生，也是两个孩子的爸爸，看着几乎瞬间长大的孩子，我总是不免有一份愧疚。因为在孩子的成长过程中，我常常缺席。

孩子生病，我不能陪伴床边，因为有工作；孩子出游，我不能相伴左右，因为没有时间；班级家长会，我不能准时到场，因为还有未结束的抢救工作；亲子运动会，我不能出场或常常中途退场，因为没有人代替我坚守岗位。

有一天，孩子天真地问："爸爸，你为什么总是要上班？"

这个问题让我无言以对，开始的时候我还能哄骗他说："因为爸爸要给你赚学费，不上班的话，老板不发钱。"

孩子长大后，我却再也找不到继续哄骗下去的理由。孩子出现热性惊厥的时候、孩子在医院输液的时候、孩子哇哇啼哭的时候，我在做些什么呢？

我用"救死扶伤"这四个字来安慰自己，我用"白衣天使"这四个字来原谅自己。

也许我的道德并不高尚，但救死扶伤是我的职责；也许我的医术并不高明，但坚守岗位是我的义务。

脱下这身白大衣后，我是一个普普通通的男人，是两个孩子的父亲。但是，我真的能够脱下这身白大衣吗？我真的能够放下心中的理想吗？

让我愧疚的，不仅是那些最终宣告失败的抢救，还有正在茁壮成长的孩子们。

希望那些已在天国的人，不要埋怨现代医学的局限性，不要埋怨医生的无能为力。希望那些医务人员的孩子，不要抱怨父母不足的陪伴，不要抱怨父母的无可奈何。

那些医务人员的孩子，你们要知道，你们的父母正是为了让其他的孩子依旧能够有父母的陪伴，才会缺席你们的成长。终有一天，你们会骄傲地对小伙伴说：我的爸爸 / 妈妈是一名医生！

四

我的父亲是一名农民工，他是我心目中最伟大的英雄。

早在 1989 年父亲便来到了南京这座城市，他谋生的目的很简单：养家糊口；他谋生的手段很简单：出卖体力。

我至今记得 1989 年的冬季，凌晨四点钟左右，夜幕还没有散去。父母便早早起床了，虽然春节即将到来，他们却依旧为出行做着准备。母亲不停地抽泣，父亲整理着行李，奶奶不停叮嘱，弟弟坐在床上小声哭着，而我则躲在被子里偷偷抹眼泪。

那个时候我还不知道父亲将踏上改变一生的征途，甚至不知道父亲将为这个决定付出一生的心血。

最开始的时候，我们住在石门坎一个叫作天堂村的地方，那里距离火车沿线不到一百米，每天都有无数满载货物的列车从门前经过，当火车呼啸而过，大地似乎也在颤抖。

有着"火炉"之称的南京即使在凌晨十分，依旧热浪滚滚。此时，大多数人都已经睡去，而父亲则在为生计奔忙，养育我，供我读书。

上学时，父亲总是给我们买最好的文具，而他自己，却抽着几元钱一包的廉价香烟；春节时，父亲总是给我们买最好的衣物，而他自己却还穿着打着补丁的衣服。

只要有时间，比如寒暑假，我都会回到家中做一些力所能及的事情。因为如果我干得多一点儿，父母就会轻松一点儿；如果我干得多一点儿，我就会安心一点儿。这些与学业无关、与医学无关的经历，却是我生命中最重要、最难忘的回忆。

有一年冬季的深夜，我陪着父亲开着没有驾驶室的农用三轮车行驶在城市的道路上。为了抵御寒风，我和父亲都穿了很多衣服，看起来有些臃肿，甚至有些搞笑。为了生计，我们不得不冒着狂风暴雪出门，忍受着刺骨寒风从脸庞滑过。

看着父亲穿着臃肿且破旧的衣服步履蹒跚的样子，我的泪水止不住地流了下来。

为了生活，为了改变命运，有多少父亲在这座城市里辛苦地打拼着？

为了家庭，为了子女，有多少父亲在这座城市里卑微地生活着？

在那一刻，我感恩我的父亲。

那一刻我觉得，即便父亲在众生中是那么渺小，但在我眼中，却是那么高大。

而我，从来没有当面对父亲说过一句："父亲节快乐，您辛苦了！"甚至在父亲数次住院期间，我也没有能够守候在床边照顾，只能在工作的间隙匆匆探望。

有一天，我做了一个梦：父亲挂着那支满是岁月痕迹的铁锹蹲在田头，口中的劣质香烟化作了团团青烟，他望着金黄色的稻穗，脸上露出了欣慰的微笑。

落日低垂，父亲放下手中的铁锹，满怀深情地望着随风起伏的麦田，身影凝固成一座满是伤痕的雕像。

我站在时光之外，看见他蹒跚的步履勾勒出一幅人生的画卷。

多少风雕雨刻后，父亲总是如同在悬崖上、石缝间生长的植物一般，只需要极少的土壤便可以扎根，每一天都会以一种新的姿势去迎接那轮喷薄欲出的朝阳。

父亲手中的香烟最终化作缕缕青烟消散，而他亦离开了这浮沉的人世。

千年不枯的溮河默默流淌着，它载着我的童年和父亲的青春流向远方。

我知道，在梦里，父亲将一直走下去，而父亲最想要的便是等南归的燕子衔回他的青春和梦想，埋在六月温暖的阳光里。

　　我，会是那只南归的燕子吗？

那个曾经大呼救命的他，却选择了放弃

一直往前走，就走到了生命的尽头。就像花开那样，有着艰难的过程；就像流水那样，有着自然的规律。

我们不知道自己的脚步会在何处驻留，不知道自己会在哪里栖息，甚至不知道能否看见明天的朝阳与地平线相拥。

北风过后，满地落叶，雪花漫舞，心尘未净。我还在抢救室里拯救着生命，听诊器和除颤仪是我的帮手，就像往常一样。

"啊！快救救我！"

一声短促而嘶哑的呼救声从门外传来，让正趴在电脑前写医嘱的我不由自主地抖了一下。

"快开门看看！"我对着正在护理患者的护士赵大胆说道。虽然抢救室门外有值班的同事，但是每当听见这样的呼救声，我总是忍不住第一时间前去查看。

只见一位中年男性侧卧在转运病床上，烦躁不安、面色潮红、满头大汗、双目怒瞪、咬牙切齿、双拳紧握、微微颤抖……远远看去，我甚至以为患者正在经历着癫痫持续状态。

陪同患者前来的是一位 20 岁左右的年轻女性，紧张慌乱地配合着护工将患者送进抢救室。

"什么地方不舒服？能说话吗？"我拉着患者的手问道。

这位中年男性患者扭着脖子看着我，一边试图坐起来，一边用尽全力地说出了一个字："痛"。

原来患者神志清楚、尚能言语，此刻正在经历着难以忍受的剧痛。

"哪里痛？"

护士赵大胆正在为患者连接心电监护，而我也拿起了心电图机准备第一时间为患者完善心电图检查。

患者并没有回答我的话，只是将手放在了胸口，准确说是将紧握的拳头放在了胸口。我一边为患者解开上衣以便检查，一边思索着到底是什么疾病会让患者经历如此剧痛。

在我等待心电图机打印出心电图的数十秒内，不禁想起了几年前那个恐怖的让我深感不安而又无比难过的夜晚。

那是一个深秋的凌晨，一位老年男性患者被老伴儿和女儿用轮椅推进了急诊室，患者的症状同样是胸背部剧痛，他痛得坐立不安，几欲从轮椅上站起来。

将患者从轮椅上抱上抢救病床，我看着患者满是大汗的脸颊、摸着患者已经被汗水浸透的上衣、听着患者痛苦的呻吟……时间似乎已经凝固，就连我自己的呼吸也似乎要停止。

"快给我打止痛针！"患者紧握着拳头在胸部和上腹部来回摆动。

"忍耐一下，马上给你打止痛针！"

很多人都有类似的认识误区，认为镇痛药不能轻易使用，因为有可能掩盖病情、干扰诊断。但是，他们却没有想过，持续的强烈疼痛同样会影响甚至加重患者的病情。

患者为什么会产生如此剧痛，是主动脉夹层，还是急性心肌梗死？这个问题在我的脑海中一闪而过，但也只能是一闪而过，因为我并没有机会去验证自己的推测，患者很快出现了意识丧失、心跳和呼吸也停止了。

就在患者被送进抢救室不到三分钟的时间内，就在心电图还没有被打印出来、护士刚打开急救药品箱的时候，患者在突然短暂的抽搐后停止了心跳和呼吸。

那个凌晨的黑夜，是我此生最难度过的黑夜之一。

一番抢救之后，心电图上那让我渴望的高低起伏的波形始终没有出现。因为没有尸检，所以导致患者剧痛后迅速死亡的根本原因无从得知。但从经验上来看，主动脉夹层的可能性恐怕要排在第一位了。

此刻，出现在我面前的情景与那个凌晨何其相似！

"你是他什么人？"我一边紧盯着心电图机，一边向陪同患者前来的年轻女子询问。

"他住在我那里！"

女子的回答让我有些糊涂，于是追问道："你和他是什么关系，对他的病了解吗？"

"他租我家的房子，一个小时前突然开始发病的"。

原来患者只是这名年轻女子的租客，一个小时前开始出现胸背部疼痛，在年轻女子的帮助下方才来到医院。

心电图很快便打印出来，急性心肌梗死明确无疑，甚至考虑病变部位在左主干。

"快救救我！"患者涨红了脸和脖子、双拳紧握，颤抖着说。

"吗啡10毫克，静推！"得到医嘱后护士赵大胆很快给患者用上了药。

我一边抽血、化验、对症处理，一边联系心内科积极准备介入治疗，这是对急性心肌梗死患者的常规治疗方法。

现代科学技术已非往日可比，很多医院都可以做介入治疗，很多地方都设有胸痛中心。介入技术的出现让许多急性心肌梗死患者得以存活，让死神望而却步。

很快，床边快速检测心肌酶也报出了危急值。此刻，导致这位中年男性患者胸背剧痛的原因已经大致明确——急性心肌梗死。

但是在明确诊断前，还有一件事情是需要完成的，那就是排除主动脉夹层。

在人类的医学史上，在我所知道的范围之内，在我能够查阅到的资料之中，急性心肌梗死合并主动脉夹层或者因主动脉夹层而诱发心肌梗死的情况并非罕见。

当然，并非每一例急性心肌梗死患者都需要如此小心翼翼，只不过是因为眼前这位中年男性患者胸背部疼痛剧烈、双上肢脉压超过 20mmHg，而且他的表现让我想起了那位在我眼前逝去的老年患者。

心内科医生的会诊意见也是如此：排除主动脉夹层，介入手术治疗。

抢救流程上该是如此，而且应该争分夺秒！此刻，每逝去一秒钟，患者生的希望就会减少一些，因为患者随时可能出现恶性心律失常，甚至是突发心跳、呼吸骤停。

患者的病情凶险万分，现实却更加痛苦、纠结。在使用了10 毫克吗啡之后，患者胸背剧痛得到了缓解，此刻最应该做的便是抓紧时间完善检查，争取尽早手术，但是问题接踵而至。

让人意料不到的是，几分钟前还在喊着救命的患者却不愿意配合检查和治疗了。

"你为什么不愿意做检查？"我站在床边看着穿着迷彩服、军用单鞋的患者，似乎已经明白了答案。要么是因为他对自己的病情还没有清晰的认识，要么便是因为钱。

"你的病是心肌梗死，随时会要命的，一定要做手术！"我生怕患者对自己的病情认识得不够清晰，特意用了一些生活化的语言来沟通。

如此危急时刻，我为什么还要不厌其烦地同患者沟通，征求患者本人的意见呢？

如果这位没有直系亲属的患者已经昏迷或者意识不清，无法自己作出选择，那么医院可以代替他作出最有利于其生命健康、安全的决定。如果这位患者无法及时付费，医院也有绿色通道，可以先行垫付抢救及治疗费用，以保障患者接受合理的治疗。

但这位患者是一个有独立民事行为能力的成年人，是一个意识清晰、思维清楚的人，他有权选择自己的治疗方案，也有权选择接受或拒绝来自医生的建议。更何况这些检查、治疗都是有创的，伴随着巨大的风险，还有随之而来的费用。

在充分沟通、告知病情后，一切都要由患者自己决定。毕竟，谁也无法控制那些随时可能出现的风险。

"你为什么不愿意做检查？为什么不愿意做手术？"我反复询问，患者却始终沉默以对。

看着疼痛程度已经减轻却沉默不语的患者，看着始终没有离开的年轻女子，看着心电监护仪上跳动的图形，看着抢救室里那些正在拼尽全力同死神抗争的医生、护士，我突然有一种想要打醒他的冲动！

难道你还不知道自己危重的病情吗？

难道你没有看见有多少人在为你的病情争分夺秒地忙碌吗？

隔壁病床的陪护看到了患者的全部抢救过程，听见了我们之间的全部对话，也忍不住对我说："他都不着急，医生你却快要急死了！"

不错，患者自己可能没有意识到病情的危急性，甚至因为某些原因还心存幻想。但是作为医生，我却清晰地了解不积极治疗或者延误治疗带来的可怕风险。

这个时候，年轻女子的父亲，也就是患者的房东闻讯赶到了医院。从房东口中，我大概了解了一些关于患者的信息。

这位 42 岁的中年男性患者来自湖北某山区，两年前便租住在这里，有时候会做一些小生意，有时候会打零工。

"他的家人呢？"我迫切需要联系上患者的直系亲属。

房东的话让我大跌眼镜："他老婆同他离婚了，父母都去世了，一个女儿在老家上学，不过他好像还有两个哥哥"。

"他的房租能够准时交给你吗？"我期望从侧面打听出患者的经济状况。

"他从来不拖欠房租，平日里人也不错"。

我将患者的病情如实告知了房东，希望房东能够帮助我劝说患者接受治疗。毕竟，面对突发的危重病情，患者对医生或许有些不信任，但是对于已经相处了两年的房东，患者肯定会多一些信任的。

房东的话很残酷，也很现实："有病就治病，钱可以慢慢赚。你要是死了，孩子怎么办？孩子还没有毕业，还没有成家啊！"

听了房东的话，沉默不语的患者有些动容。

我赶紧追问道："你是不是担心钱的问题？"

果不其然，患者终于开口说道："我身上只有几百块钱"。

"你的钱呢？"房东追问。

"都借给我二哥了"。

"没关系，像你这种紧急情况，费用可以由医院垫付，其他的等你家人来再支付就可以了！"我怕患者再次因为钱的问题而放弃治疗。

"我的钱都借给我二哥了"患者重复着说道，原来患者这几年打工的存款都借给了自己的二哥。

患者要求电话联系远在老家的二哥，接通电话后，让我意想不到的事情发生了：患者的二哥不愿意相信患者所说的话，我接过电话再次陈述了此刻的真实情况，并期望能够有家属带着钱及时赶到医院。起初，患者的二哥要求我拍摄患者的照片和化验单；后来，他直接拒绝了患者要他赶来医院送钱的要求。

我又尝试联系了患者的前妻，得到的也是冰冷的拒绝："他二哥欠他几万块钱，你们联系他！"我还在努力劝说着，对方却以信号不好为由结束了通话。

介入导管室已经做好了手术准备，电话催促道："还没有谈好吗？"不是医生等不得，而是患者危重的病情再也不能耽搁了。

患者的二哥既不愿意立即还钱，也不愿意赶到医院，患者的前妻显然不愿意管这件事儿，那么我只好尝试联系患者未成年的女儿。

患者17岁的女儿在老家读书，同样无法第一时间赶到医院。电话里，我将患者的病情和介入、溶栓等治疗方案告诉了她，并且将患者因为舍不得花钱而不愿意配合治疗的情况一并告知。

电话那头的女儿反复问我："医生，做手术的风险有多大？溶栓的风险又有多大？"

这位未成年女孩的心理我完全可以理解，她希望有一个既在经济能力承受范围之内，又可以有百分之一百安全保障的治疗方案。可惜，以人类目前的能力还无法做到。

最终，这位未成年女孩在电话那头答应帮助我劝说患者尽快手术，毕竟这是目前最佳的选择，哪怕后续会产生数万元的医疗费用。

我信心满满地将电话交给患者，因为我认为有房东的"恐吓"和女儿的劝解，患者肯定会配合治疗，毕竟患者本身才42岁，毕竟患者一心求生，甚至还因为胸背痛喊过救命。

让我意外的是，患者接过电话后的第一句话便是："女儿，我不治了！"

这个世界上让我感到害怕的不是死了的人，而是活着的人。

这个世界上让我感到绝望的不是我救不了性命，而是我明明有能力去帮助患者解决一些问题，患者却断了自己的生路。

电话里传来了女孩的哭声："你要听医生的话，我今天晚上就坐火车赶过去看你"。

"我要等女儿过来再手术"，患者要求等女儿赶到后再进行手术，但他的病情根本不能耽误！

"等不及了，你女儿从老家赶到本地，需要多次换乘汽车、火车，至少也需要20个小时"。

"你要听医生的话，我现在就赶过去，你做完手术后我正好赶到"，电话里患者的女儿哽咽着哀求。

这位退去潮红之后面色黝黑的中年男人听着电话那头女儿的哀求，流下了两行热泪。

"做手术吧，今天晚上我来照顾你"，房东认真地说着。

我也赶紧说道："你才42岁，要是没有了，剩下孩子怎么办？"

隔壁病床的陪护也劝说道："钱可以慢慢赚，你看医生都快急死了"。

就这样，在众人的努力劝说下，患者在知情同意书上颤抖着签了自己的名字。大约一周后，在女儿的陪伴下，这位面色黝黑的中年男人康复出院了。

他可能不会记住我那张隐藏在蓝色口罩之下的脸，更加不会注意到听见他们父女对话之后我眼中泛起的水雾。但是，我会记住他，纵然时间已经过去三年有余。

我们是萍水相逢的陌生人，却又在医院里产生了千丝万缕的联系。我们不了解彼此的过往，但却相遇在浮沉的人间。

天堂与人间

　　急诊抢救室巨大落地窗外是漆黑的夜，黑到让人感到莫名的恐慌。

　　"后来，我总算学会了如何去爱，可惜你早已远去……"

　　正在核对抢救药品的护士赵大胆和正趴在电脑前的我几乎同时听见了从抢救室门外传来的歌声。透过优美的歌词、婉转的曲调所表达的伤感，正是隐藏在无数人内心不可触及的情愫，瞬间便引起了我们的共鸣。

　　人总是在失去后才知道珍惜，总是在伤害后才能够相互理解。有时候，我们会用年轻来解释自己犯下的过错；有时候，我们会用冲动来掩盖自己不羁的感情。

　　当岁月消磨了青春，当霜华染白了双鬓，我们是否能够真的释怀自己的过往？当生活给了我们突如其来的打击，当命运给了我们难以承受的伤害，我们是否能够明白人生的真谛？

"这是哪位'大仙'，凌晨三点在抢救室门口放情歌？"护士赵大胆自言自语道。

这首歌是我当年最喜欢的情歌之一，歌声瞬间勾起了我的回忆。"你还记得那个曾经跪在抢救室门口哭天抢地的男人吗？"我没有正面回答赵大胆的话。

"记得，就是那个用头撞墙，头破血流的男人！"

"你还记得那个自顾自吃着盒饭，后来被对方一家暴打的男人吗？"

"记得，就是那个逼着老婆跳楼的男人！"

数年前，急诊抢救室里送进来一具尸体。死者被送进医院时已经完全没有了生命体征，甚至出现了尸斑。死者是一名35岁的女性，被发现悬吊在自家的地下车库中。虽然她的死亡时间已经超过五小时，但家属却不愿意接受这个残酷的现实，于是在那个午后，急诊抢救室门外挤满了喧闹着、哭泣着、嘶喊着的家属。

她为什么会在35岁的年纪选择自杀？原来，三年前她被诊断为霍奇金淋巴瘤，疾病的折磨和经济的压力让她身心疲惫。事发前三天，她曾因为孩子的学业问题同丈夫发生过争吵。三天后，她就这样结束了自己的生命。

在宣告患者死亡后，懊恼的丈夫作出了惊人的举动：用头撞墙，头破血流！

我清楚地记得那一天赵大胆和另外一位护士都对此表达了自己的观点。

当时刚参加工作没多久的护士说："他一定很爱她，甚至可以为她去死"。

已经饱受岁月"摧残"的赵大胆却说："他不一定爱她，这种举动很有可能是做给别人看的"。

我看着已经被白布覆盖的死者，在内心默默对她说："如果有来世，请一定要好好珍惜，不要轻易伤害自己。"

数年前的某个清晨，急诊抢救室里送来了一位年仅23岁的女性。

虽然120急救人员赶到现场后便一直进行着持续不断的心肺复苏，但依然没有挽留住这位选择在凌晨时分跳楼自杀的女性的生命。

从家属七嘴八舌的议论中，我得知了事情的大概：为了房产证上加名字的问题，小夫妻多次发生争吵，凌晨时分再次争吵后她便选择了从六楼纵身一跃。

送到医院时，她已经毫无抢救意义，但是婆家人却一直不肯放弃。他们不肯放弃的原因很简单：她的父母正在从外地赶过来。就这样，这位身穿红色连衣裙跳楼自杀的年轻女性在抢救室里度过了整整十个小时。

抢救室门外挤满了喧闹、争吵、哭泣着的家属，她的丈夫也在其中，却始终沉默不语。他不仅没有流下一滴眼泪，甚至还在中午时分点了一份外卖，坐在抢救室对面的长椅上吃了起来。

最后哭泣的只有三个人：从外地赶过来的父母，嗷嗷待哺的孩子。

夜幕再一次席卷了大地，它覆盖了阳光，遮蔽了希望。

护士赵大胆说："这个男人还是人吗？自己老婆跳楼自杀，他比陌生人还要淡定"。我不知道他是否有过愧疚或难过，但是我知道在他的心底将永远无法平静！

"所以，男人大多不是好东西"，赵大胆在回忆完以上两个故事后颇有感慨地念出了一段张爱玲的名言："也许每一个男子全都有过这样的两个女人，至少两个。娶了红玫瑰，久而久之，红的变了墙上的一抹蚊子血，白的还是'床前明月光'；娶了白玫瑰，白的便是衣服上沾的一粒饭黏子，红的却是心口上一颗朱砂痣。"

歌声一直在飘进来，似乎没有停止的意思。凌晨时分的急诊室虽然显得有些空荡，但是这歌声却依旧有可能影响抢救室和留观室里的患者。

"你出去让这位'大仙'把音量调低一些，或者用耳机，这样影响别人"，我对护士赵大胆说。

赵大胆打开抢救室的大门后又很快关上了。

"怎么了？"我不解地问。

"还是你自己去说吧！"

打开抢救室的大门后，我才发现放着这首怀旧情歌的原来是一位患者的家属，一个四十多岁的中年男人。他的妻子因为乳腺癌全身广泛转移、肺部感染、呼吸衰竭，此刻正躺在抢救室中。

一时间，我竟同赵大胆一般不知该对他说些什么。我轻轻拍了拍他的肩膀，指了指他手中的手机。

"哦，不好意思……"坐在地板上的男人赶忙调低了手机音量。

我知道不好意思的应该是我，因为我根本无法帮助患者抵挡住病魔的脚步。

外面的夜空依旧漆黑，但再过几个小时，阳光就会再一次照耀大地。只不过，我的患者还会有明天吗？她的亲人们能做的或许只是孤单地坐在抢救室门外，听着曾经属于他们的情歌。

当太阳再次升起的时候，我们还会是我们，我们又不再是我们，但我们终究还是我们。

我行医生涯中的四次冲动

凌晨三点，我正趴在电脑前研究着那些没有情节只有骨与肉的片子。

正在书写护理抢救记录单的护士赵大胆突然停下了笔，认真地问："你的文章，怎么又被人攻击了？"

我写下的每一篇文章，虽然会留下些遗憾，虽然无法被每个人认可，但我总是疼爱、怜惜着它们。

它们不仅是我的心血、我的灵魂，也是我的孩子。

然而，护士赵大胆却幸灾乐祸地说："别激动啊，其实，被攻击的不是你的文章，而是你自诩为济世的理想和你心中那朵半死不活的白莲花！"

一时之间，我竟然不知该如何回答，心中为她的理解有一丝感动。

见我没有回答，她又说："和我说一说你行医生涯里那几次冲动行为吧。"

第一次冲动

有一天深夜十点钟，急诊抢救室里来了一位心跳、呼吸骤停的患者。

抢救心跳、呼吸骤停患者的工作量是巨大的，如果只是一名医生和一名护士，不仅会忙得焦头烂额，还可能影响抢救的成功率。因为持续的胸外按压、气管插管、开通静脉通路、静脉推药、做心电图检查、准备除颤、同家属沟通等环节都是需要人的。

那个时候，我和另外一名医生正在抢救室里紧张地抢救这位患者。然而很快，抢救工作就被一阵急促而剧烈的砸门声影响了。

我最初认为这是患者家属在试图冲进抢救室，毕竟这种情况常常发生。抢救室门外还有分诊护士和保安，抢救室的大门又是厚重的电子门，所以我并没有担心家属会冲进来。

过了一会儿，分诊护士打电话说："有一个17岁的小伙子，高热40℃，意识清楚，因为之前有过热性惊厥，家属要求送进抢救室或者找医生先看病"。

原来这位17岁的小伙子曾经有过热性惊厥，现在高热

40℃，家长担心会再一次出现抽搐，于是不顾分诊护士的劝说，坚决要求将孩子送进抢救室。

"你告诉家长，17岁基本上不会再次出现惊厥抽搐，等我一会儿"。

当天我的工作的确是负责急诊室，但当时却临时到抢救室里协助抢救。护士已经在急诊室门上挂了"医生正在抢救"的牌子，但依旧有很多人不能理解。

"告诉家长我在抢救。患者生命体征平稳的话，就让他等一会儿"。再次叮嘱护士后我便挂断了电话。

事实上，从挂断护士电话到我结束抢救回到急诊室，不过十余分钟的时间。此时，急诊室门外已经有五六位患者在等候。

我还没有来得及询问情况，这位带着17岁少年前来看病的家长就怒气冲冲地质问我："你的医德呢？你这么不负责任，出了事儿怎么办？"

这可真是天大的冤枉，我之前明明是在抢救室里协助抢救了另一位生命垂危的患者啊！那个时候，年轻气盛的我心中一团烈火瞬间升起，但我还是努力地克制了情绪，再次向家长解释我刚刚在做什么，孩子为什么没有必要进入抢救室。

导致这位17岁少年发热的原因很常见，是急性扁桃体炎，但是因为他小时候有过热性惊厥，所以家长极度焦虑。

"你说不会有问题，有问题你负责吗？"家长根本不理会我的解释。

"我没说不会有问题，没问题怎么会发热呢，我说的是他的情况没有达到进抢救室的严重程度"。

"别人是急诊，我们也是急诊。别人的命是命，我们的命就不是命？你这是在推诿患者！"家长越说越激动，而我越听越气愤。

我至今还记得，这时有一位等候看病的大妈站了出来，再一次替我向患者家长做了解释："医生刚才在抢救，现在让你先看就是了"。

即使如此，患者家长依旧说："我不是想插队，只是看不惯这种不负责的事。救死扶伤，难道就是看着患者难受吗？"

许多年过去了，但我至今还记得这件事，不仅是因为当时的我受了委屈，更是因为这位患者家长一直拿"医德"两个字说事儿，而且他已经严重影响了我的正常工作和其他等候看病的患者。我实在无法压抑自己的情绪，忍不住说："你要看病现在就看，不看的话不要影响别人"。

正在指责我的患者家长根本没想到我竟然会这样说，于是恼羞成怒，将病历本直接砸向了我，叫嚣着："你什么态度！我不看，别人也不能看！"

被病历本砸到后，我的情绪也被点燃了："你再这样闹下去，信不信我报警？"

现在想起来，那个时候的我还是有些幼稚，当时我应该第一时间离开急诊室，请保安和医院处理。然而，我却同他纠缠了许久，将自己置于危险的境地。

　　见我态度坚决，患者家长竟突然上前一步，试图用手抓住我的衣领。

　　那个时候我行动尚算敏捷，躲过之后，我便转身来到了诊室门口。他追了出来，面红耳赤地辱骂着我。现在回想起这件事，我竟然有一种荒诞的感觉，原本只是一件极小的事，何以发展至此？

　　听着他的辱骂，带着满腹的委屈，我第一次脱下了自己的白大衣。

　　患者家长好像突然抓住了我的把柄一般，再一次大喊道："你脱白大衣干什么，难道还想打人？"

　　他的这句话点醒了我，我为自己的冲动感到后悔。就在那一刻，我竟然有些不知所措，进也不是，退也不是。后来，在保安和其他患者的帮助下，我才狼狈地离开了急诊室。

　　许多年之后，我还常常想起这件事，想起那位家长扭曲的表情，想起那位帮助了我的大妈。医德是救死扶伤的大爱精神，是医务人员严以律己的标准，却不是被绑架的武器，更加不是被用来构陷医务人员的借口。如果换成你，你会脱下白大衣吗？

第二次冲动

急诊永远都是全年无休，日夜不分，越是节假日越忙碌。

有一年春节当天，急诊室排队等候就诊的队伍已经接近急诊大门口，急诊抢救室爆满，医生不得不在急诊留观室里腾出地方用来抢救。

大约接近中午时分，一阵骚乱打破了原本正常的喧闹。

"快救命啊！"只见一名中年男性怀里抱着一名老年女性冲了进来，见此情景，分诊护士赶紧起身帮忙。

这位中年男性拒绝了分诊护士将患者放在急诊分诊处评估病情的建议，也拒绝了护士推出来的平车。他怀抱着患者冲进了急诊抢救室，并且高呼："医生呢，快过来救命！"

事实上，在听见他的第一声呼救之后，我和护工便打开了抢救室的大门。将患者放在抢救室的病床上之后，我发现这名老年女性除了有些面色潮红之外，并没有任何异常。起码在那短短的几分钟之内，我没有发现患者有明显的症状，比如昏迷、嗜睡、胸闷、胸痛、气喘、腹痛、皮疹等。经过检查，患者的血压、呼吸、脉搏、体温等基本生命体征也都在正常范围之内。

我迫切需要了解的是，患者出现了什么症状，进而判断可能是什么疾病导致的。但是那位焦急的男性却在一直催促："快抢救呀！"

"我们正在抢救，目前老人生命体征稳定，等医生检查后再看看。抢救室里不能留人，请您到门外等候。如果有问题的话，我们会第一时间通知您"，护士请他出去，而且使用了"您"这个敬语。

然而那位男性却说了一句让我匪夷所思的话："我要是离开的话，怎么知道你们抢救了没有？"

护士说："抢救室里都有监控"。

直到此刻，我才将目光从患者身上转移到他身上，我想看看究竟是什么人能说出这样的话。

护士的话还没有说完，他又语出惊人："肯定是过敏了，快用地塞米松！"

我几乎是下意识地反问："是什么东西过敏？之前用了什么药吗？吃了什么特殊的食物吗？"

"用地塞米松就可以了，你不要耽误救命！"他越说越激动，"你快用药啊！"

"不知道病情，我怎么用药？出了问题怎么办？"

"用地塞米松！"

后来回忆起这件事，我甚至会不负责任地想，当时我为什么不按照家属的要求给患者用药呢？使用5毫克地塞米松，既满足了家属的要求，避免了纠纷，又不会真的给患者带来什么不良影响。

但我最终还是没有按照家属的要求给患者使用地塞米松。因为我始终坚信：爱心泛滥绝不是医德，毫无原则有可能导致犯罪！最重要的是，我怀疑患者根本不是过敏，完全不需要使用地塞米松。

"老人中午吃了什么，喝了什么"，我再次追问。

那位男性始终不肯正面回答我的问题，而是要求："我说要用地塞米松！你们这样没有医德，耽误了病情谁负责！"

当时我已经接诊了患者，而且已经判断没有明显症状的患者生命体征平稳，甚至多次告诉那位男性送患者来到医院就不要太担心，我们会尽力的。但是，他似乎根本不能理解我的话。

我让护士为患者打开静脉通路，这样做是为了在患者病情发生变化时能够及时用药。但那位男性又不满意了："谁让你们输液的？快用地塞米松！"我只得回答："不扎针，怎么推药？"

没想到这句话激怒了他："我去年过敏的时候都是打屁股针的，根本不需要这个！"话音未落，他便开始拉扯起我来："这个医院太'黑'，医生都没有医德"。

我被他的举动激怒了，挣脱了他的拉扯之后，我再一次脱下了白大衣，我真的不明白，为什么正常的医疗行为会被如此侮辱。幸好保安及时出现，幸好另外一群家属及时赶到，大家合力将他拉开。

直到此刻，真相才浮出水面：当天中午，全家人团聚，午餐的时候老人喝了一点儿酒。因为老人曾经有过过敏史，所以当老人出现面色潮红后全家人都紧张起来。就在家属们商量要不要带老人来医院检查的时候，这位男性就偷偷带着老人来到了医院。

抢救室内，我向这些家属告知了患者的病情："目前不考虑过敏，更加不需要抢救，观察一段时间看看吧"。

抢救室外，被其他家属拉住的他依旧在叫喊："你给我出来！"

此刻，我已经穿上了白大衣，恢复了理智。

"医生，你不要理他，他也喝酒了！""医生，对不起，他就是这个样子！"

无论是饮酒后失去理智，还是原本便性情如此，对我来说已经不重要了，因为我和患者的生命安全都已经得到了保证。但是，让人意想不到的事情还是发生了！他竟然再次闯入抢救室，架起老人谩骂着离开了。从来到抢救室到离开，整个过程不超过半小时。

生活中我们会遇到一些人，他们的行为举止严重超出我们的理解范围。虽然这名家属让我很受伤，但我依旧深深地为他感到惋惜，如果他性格真是如此，在以后的生活中必定会给自己带来无穷的麻烦。

经历过此事之后，我再一次认识到：自己还是太年轻了！

第三次冲动

若干年前，我在急诊室遇见了一位家属，他是患者的儿子，他让我产生了一种极可怕的念头：掐死他！

事实上，质疑甚至谩骂过我的人很多，但是我却唯独对他记忆深刻，我之所以产生这种可怕的念头，并非因为他对我的质问，并非因为他的无理纠缠，而是因为他的行为已经超出了我作为一个普通人的道德底线，我从他志在必得的表情中看见了"吃人"两个字。

那天中午，120救护车从马路边的雪堆中"捡"到了一位昏迷不醒的老年男性患者。

一位老人怎么会倒在路边的雪堆里？导致老人昏迷的原因会是什么？从他消瘦的体态和散发着异味的衣服不难看出，他的生活状态必定是糟糕到了极点。

经过初步检查，我发现导致患者昏迷不醒的原因很简单，那就是严重低血糖。事后得知，导致患者发生低血糖的根本原因是没有得到控制的肺部感染和进食过少。

静脉推注了60毫升50%葡萄糖溶液之后，患者慢慢恢复了神志，并且能够开口说话了。即便如此，患者的病情仍然不容乐观：肺部感染、胸腔积液、代谢性酸中毒、肾功能不全、低钾血症。

有人说："没有家属、没有钱，医院会给抢救吗？"很多人都会抱有这样的误解，认为如果患者没有钱，医院就会见死不救。

事实上，正规的医院都有一整套成熟、完整的抢救机制，所有生命体征不稳定的危急重症患者都会得到妥善的抢救，即便没有家属、没有钱。

这位被120救护车从马路边"捡"回来的患者虽然没有付费，医院依旧为其完善了检查并进行了基本治疗。但是患者的病情非常复杂、严重，应该住院进行进一步治疗，否则不仅会再次发生低血糖昏迷事件，甚至有可能导致死亡。

幸运的是，在患者恢复神志后说出了自己的家庭住址。报警后，警察联系上了老人的儿子。

此时，一位和患者住在同一个小区的清洁阿姨和我说了另外一个不幸的事实：找到他儿子也没用，他儿子是一个赌鬼，家里穷得叮当响！

我扭过头看了看躺在病床上输液的患者，终于恍然大悟：如果是一个正常家庭，怎么会让一位老人衣着破烂、浑身散发出臭味呢；如果是一个正常家庭，老人怎么会昏倒在马路边的雪堆之中呢？

果不其然，老人的儿子来到诊室听完我的病情介绍后，他笑着说："他就是有些咳嗽，会有这么严重，还昏迷了？不要欺负我们老百姓不懂！"

听见这句话，我有些愕然，甚至不知道该怎么回答。"有这些检查结果，我还会骗你吗？你要是不相信，我可以调监控视频给你看"，我心中满是怒火，觉得自己的人格受到了侮辱。

"那还不是你们说了算，现在什么都可以造假"，老人的儿子说道。

整个谈话过程中，老人的儿子都很镇定，而我却有了一丝慌乱，因为我猜想他很可能是要碰瓷。

"你可以问你父亲"。

让我满心悲愤的事情发生了，面对自己儿子对医生的诬陷，这位刚刚被抢救过来的老人始终一言不发。

短暂的沉默后，老人嗜赌成性的儿子说："医生要有医德，老百姓的钱也是血汗钱，不是什么钱都能赚的。非要把人拉进抢救室，这费用你来付吗？"

我没有回答这句话，事实上我已经不想再回答他的类似问题了。

"我父亲病情既然这么严重，怎么你们简单处理之后就醒过来了？怎么会恢复得这么快？如果你们这么厉害，你们医院什么病也不用看，就看我父亲这种病就可以了！"老人的儿子继续说着，"我朋友上次在医院，医生搞错了病，最后都是赔钱的！"最终他说出了自己的真实目的。

医生救了他的父亲，他想的并不是感谢，而是索赔！对于他的行为，我唯一能做的就是及时向领导汇报。事后护士赵大胆愤怒地说："患者自己为什么不开口说话？"

我也不知道患者为什么不愿意说话，或许是对生活绝望了吧。

幸运的是，在警察的帮助下，老人的儿子最终支付了治疗费用，之后他便带着自己的父亲离开了医院。

贫穷给了一些人成长的翅膀和动力，也让一些人失去了尊严和善良，这种差异真的是贫穷造成的吗？

第四次冲动

蝉鸣不断，没有一丝微风，急诊室里人声鼎沸。

我还没有叫号，一位60岁左右的男性患者便推门而入，坐在了我的面前。

"哪里不舒服呀？"我询问道。

然而，我并没有得到想要的答案。他将病历本直接摔到了我的面前，依旧带着那副不怒而威的表情。说实话，当时我的心抖了一下，已经被他威慑到了。我甚至在想，难道我做错了什么事情？难道他有什么不满意的地方？如果不是这样，这位患者又怎么会突然发难呢？

我带着一丝胆怯问道："到底怎么了？"

他一本正经地说："病历本上不是都有吗？这还用问？"

听完患者的话，我赶快翻开病历本，想看看其中到底有什么玄机。泛黄的病历本上密密麻麻地记录着他的就诊过程，其中绝大多数是因为一种病——支气管哮喘。但病历本上最近的一次记录时间是四个月之前。

"难道他是支气管哮喘发作？但看起来不太像呀？"我一边翻看着病历本，一边思索着。

从患者进入诊室之后的种种表现根本看不出也听不见他存在胸闷、气喘、咳嗽、咳痰等症状。于是，我又小心翼翼地问："原来你有支气管哮喘几十年了，但是你现在有什么不舒服的地方吗？是胸闷，还是喘不过气？"

"你看不出来吗？看不出来还当什么医生？"

这句很多年前的话，让我至今记忆犹新。因为他是我遇见的第一个将医生视为神明的人。如果不是将医生视为神明，又怎么能够寄希望于医生可以未卜先知，甚至有一双透视眼呢？

可是即使是知名的医学专家，面对患者，也不能在毫无沟通的情况下仅凭看上一眼就诊断、用药吧？

虽然我已经很生气了，但还是在医用口罩之下勉强挤出一丝微笑，"不说出自己有哪些问题，我怎么给你解决问题呢？"

他看着我，我看着他。终于，他忍不住再次开口："你这是什么态度？我见过许多主任都没有你这种态度！"

我一再忍让，千方百计对他负责，努力为他解决问题，竟然会换来一句"什么态度"。

虽然我满腹愤怒和委屈，但并不想激化矛盾，于是说："我不弄清楚你出了什么问题，怎么能够对症用药呢？"

其实在面对很多难以沟通的患者时，这句话都是非常有效的，毕竟每个人都想尽快解决自己的病痛。但是我面前的这位患者却再次发难："弄不清楚情况，你还有什么脸坐在这里？还有什么医德？"

我原本无意同他争吵，因为那样只会将自己陷入不利的境地。但听完他的话后我却没有控制住自己的情绪。

"你有病看病，我有没有医德，是你说了算的吗？"这一次我再也强装不出笑脸了，甚至有了一种被侮辱的憋屈感。

"院长办公室在哪里，我要投诉你！"他放出了终极大招。

面对他的威胁，我没有退缩，脱口而出："出门左转，五楼！"

其实，当时的我非常困惑，这是什么情况？到底发生了什么？怎么就吵到这般境地了？

他一下站了起来，作势要离开。见我没有低头挽留的意思，反而不去投诉了，而是站在急诊室门口挡住了其他患者的去路，继续大声说着："主任都没有你这种态度的！你是在给人看病吗？你是在害命！"

我离开座位，来到急诊走廊，脱下白大衣，喊道"保安！"

听到我呼叫保安后，他额头青筋暴起，对着围观群众说："你们看，医生想打我！"

"我可没想打你，只是请你不要影响别人看病"。

终于，在群众和保安的劝说下，他离开了诊室……后来，我再也没有遇见过这位莫名其妙的患者。有人可能会好奇，这个世界上真会有如此不可理喻的人吗？我只能说，如果你经历过，就会理解其中的无奈和辛酸……

谁没彷徨过，身穿白大衣

一

2017年的冬天，零点刚过，夜班的急诊室已经接待了83位就诊者。

一位朋友打来电话问："你们医院有奥司他韦吗？我找了许多药店也没有"。

那时我正在为患者诊治，所以只简单地回答了几个字："有，要的话，你过来"。我没有向他说明关于奥司他韦的适应证或疗效，因为我没有时间为他做详细的解释，也因为这位朋友本身就是一名医务人员，我想他应该有自己的判断。

有人说："在我们的一生中，应该交一个医生朋友"但我觉得这句话应该还有补充——千万不要交一个急诊医生朋友。

因为急诊医生一般没有空闲时间能够和你畅谈人生，而你一且需要急诊医生的帮忙，大多数时候意味着病情危重。

凌晨两点五十分，这位朋友终于赶到医院，出现在了等候就诊的队伍之中。虽然他只是为了一盒奥司他韦，但是也很自觉地静静排队等候着。

我瞥见了队伍中的他，只是报以微笑，却不能给他任何便利，因为每一位于深夜就诊的患者都在忍受着病痛的折磨。甚至，在为他开完药后，我们也没能多说几句话，因为在他身后还有长长的等待就诊的队伍。

凌晨五点，门外的候诊队伍已经消失，急诊室内只剩下我一个人。倒去还没有来得及喝一口就已经冰冷的水，打开那些没有情节只有骨与肉的影像检查片，这一夜，又是无眠。

一夜忙碌，兴奋的大脑和飙升的多巴胺让我的心情难以平复，我的脑中再次响起赵大胆那句让我久久不能平静的话："身穿白大衣，谁没彷徨过？"

不错，作为一名医生，我也曾有过彷徨。让我彷徨的原因很多，让我内心凄凄的事情很多，但让我一路坚持下来的故事更多。

二

刚参加工作的时候，我在肿瘤内科轮转进修，负责一位胃癌术后的女性患者。

这位患者在手术后出现了胃瘫，这是一种胃癌根治术后的常见并发症。患者每日都会呕吐，胃肠减压会引流出大量墨绿色液体。患者所承受的痛苦大家可想而知，但我承受的压力却无人知晓。这种压力并非来自诊疗技术，而是来自患者家属的不解和威胁。

对于一个刚参加工作不久的年轻医生来说，除了书写病历和执行上级医生的医嘱之外，唯一能做的就是密切关注患者的病情变化、和患者及家属进行及时沟通。

因为患者胃瘫的症状一直得不到缓解，家属对此颇为不满，这种不满很自然地被家属加在我的身上。

站在诊疗的角度，我觉得自己已经做得足够好，付出了足够的努力和耐心，换来的却是患者的不理解。如果说只是一些冷嘲热讽也就罢了，毕竟患者和家属没有医学专业知识，而且是正在承受着躯体和心理压力的不幸者，作为医生我能够理解并包容。可是，在某一个午后，一位家属竟然将我逼进了墙角。

那是我第一次亲身经历人身威胁，是我第一次对医生这个职业产生动摇，也是我第一次感到彷徨。

幸运的是，在那个时候，我作出了一个有效的自我保护行为——跑！

有一些事，对普通人来说可能很难理解，但是对急诊医生来说却是习以为常。

如果你因为拒绝了帮助患者骗取假条的要求而被辱骂，会对这份工作感到彷徨吗？

如果你因为拒绝给一位没有用药指征的患者使用抗生素而被威胁，会对这份工作感到彷徨吗？

这种彷徨时刻发生在我身边，长久徘徊在我内心，每一次看见血泪飞舞，都会让我产生犹如窒息般的痛感。

三

有一名年仅 24 岁的男性患者因为头痛、乏力而就诊，最后检查发现血压 200/100mmHg，血钾 2.8mmol/L。对于一个既往体健的年轻人来说，如果出现了高血压、低血钾，往往意味着继发性高血压的可能。他却怒不可遏地质问我："为什么要开那么多检查，你的医德呢？"

有一名大学女生因为发热、咳嗽来到医院。在输液一天后症状仍有发作，于是她怒道："为什么给我用没有作用的药水，你的医德呢？"

有一名双下肢乏力 7 小时的研究生，被同学送进了抢救室。明明血钾浓度在正常范围，却坚称自己只是低钾血症，他说："我在网上查过了，这就是低钾血症的典型症状"。事实上，导致他出现双下肢乏力的根本原因是海绵状血管瘤。

有一名因为急性肾盂肾炎而高热不退的女性患者，因为看见了近期关于流感的报道而坚持要服用奥司他韦。在我第一次拒绝她之后，她便讥讽道："难道你没有看最近的新闻吗？难道你不知道最新的诊疗指南吗？"

有一名患糖尿病多年的老人，因为血糖控制不理想导致昏迷被三次送进抢救室。导致她昏迷的原因是停用胰岛素，坚持使用保健品。虽然我和同事多次劝说，她却信誓旦旦地回答："药品比保健品副作用大！"

有一名年轻女性因为发热而在深夜拼命打砸抢救室的大门，只因为医生在抢救其他人，而她等待时间已经超过半小时。"如果烧坏了脑子，你们能负责任吗？"这句话就是她不顾他人安危而大闹抢救室的理由。

类似这样的事情有很多，几乎每一名身穿白大衣的医务人员都经历过。

每一名医务人员都有一个梦想：有一天，患者看病不再为费用纠结，不再为漫漫长队而愤怒。

每一名医务人员都有一个梦想：有一天，患者同自己亲如战友，相互信任。

每一名医务人员都有一个梦想：只做一名单纯的医生，诊断，看病，无关其他。

梦想，还在路上。

四

曾经，我认为医生是一份很简单的职业：明确诊断、针对治疗。在见证了许多人世苍凉后我才明白，作为医生，是不可能完全抛去个人情感而进行诊断、治疗的。

"世上有两样东西不可直视，一是太阳，二是人心"，无奈的是，我们总是会被逼着不得不去直视人心。

一位中年女性患者在确诊肺癌后住院治疗，她的丈夫却带着单位给她治疗疾病的三十万捐款消失了。

一位九十岁的高龄患者由于脑出血瘫痪三年，本次因发热住院后医生发现患者臀部碗口大小的压疮已经烂至骨头，而患者子女却埋怨医生小题大做。

一位肝硬化患者的呕血量几乎达到全身血量的1/3，随时会有生命危险，医生在抢救室里忙碌，家属却因为财产在抢救室外大打出手。

一名16岁的女孩，刚刚目睹了妈妈车祸死亡，紧接着又要送走猝死的爸爸。

这样的故事在我的脑海中有许多，这样的悲伤在我的内心已经汇聚成河。它们并不是一个又一个冰冷的故事，而是一条又一条曾经鲜活的生命，是一份又一份曾经憧憬美好的梦想。

护士赵大胆总是说："如果经历了这许多之后，你还没有练就一副铁石心肠，那么你就不是一名合格的医生"。

然而，纵然每天都要面对，我却依旧无法做到无动于衷，所以我一直彷徨着。

五

有一次刚刚结束夜班工作，一位陌生人突然为我送来了一份早饭。我愣了一下，想着她会不会是弄错了。紧接着，我想起来，她是一位正在输液的患者家属。

"谢谢，不过不用了，我马上就去食堂吃饭"，我连忙谢绝了患者家属的好意。

"医生，你们上夜班太辛苦了，连眨眼的时间都没有，再说这顿早饭不过四五块钱罢了，你要是不吃，就浪费了"，她的话让我的内心充满了感动。

虽然黑暗如影随形，但阳光总是会透过黑暗照进生活。

有一天深夜，120 救护车送来一位胸痛 4 小时的老年患者。

患者的儿子问："医生，我父亲会不会是心肌梗死？"结合老人的症状，我给出了建议："目前不能完全排除心肌梗死的可能性，但同时还有其他一些疾病需要排除，比如肺栓塞、主动脉夹层、肺炎……"

后来，患者的胸部 CT 报告提示主动脉夹层可能，于是我又为患者安排了主动脉 CTA 检查。因为患者病重，我不放心将他一个人独自留在 CT 室，就在我穿起防辐射服准备留在检查室内陪着患者的时候，患者的儿子主动说："医生，我来吧。您经常这样，对身体一定有伤害！"。

听到这句话，我的内心久久不能平静。要知道，平日里很少有愿意留在 CT 室陪护的家属。

"没关系，这是我的工作，我也不放心。因为一旦主动脉夹层破裂，是一件非常危险的事情"。虽然最终我还是让家属离开了 CT 室，但我的内心却因为他的话而感到温暖。

就在我写这篇文章的时候，一位老朋友打通了我的电话。这位老朋友是当年我一位患者的妻子，她在电话里告诉我："我明天就要去美国陪儿子了，春节不回来了，提前祝你春节快乐！"

在很多年前，她的丈夫因肺癌住院治疗。我成了她丈夫的管床医生，从此之后我再也无法忘记这对夫妻的脸庞。

患者是一名大学教授，不仅有着渊博的知识，更有着豁达的心胸。因为疾病已经属于晚期，患者的胸腔内产生了大量积液，导致呼吸困难，这时只有将积液引流出来才能缓解患者的不适，所以我要经常为他进行胸腔穿刺。

虽然这只是一个很小的操作，但是对刚参加工作的我来说，却难免有些不自信。患者对我说："放心穿刺，如果在我这快要死掉的人身上都畏手畏脚，你又如何面对其他患者呢？"

因为总是要做一些检查，所以我常常用轮椅推着患者往返于医院的各个部门。患者又告诉我："爱心泛滥绝不是医德，没有原则就很容易犯错！”

　　虽然经过了积极的治疗，但他的病情还是日益恶化。他常常陷入昏迷，又总是在剧烈的疼痛中惊醒。在生命的终末期，即使使用了超大剂量的吗啡，他依旧无法摆脱癌痛带来的折磨。他的妻子哀求我能不能再救救他，而他却勉强一笑，对我说：“人类总有一天会攻克癌症，我等不到那一天，你们年轻人要继续努力！”

　　不久之后，他便撒手离去。只留下与我年纪相仿却还没有参加工作的儿子，只留下瘫坐在病房门外默默流泪的妻子，只留下还没有意识到患者也是有血、有肉、有思想、有灵魂的我。

　　这位患者去世后，他的妻子不仅写了一封长长的感谢信给我，还拿着锦旗来到医院，每逢节假日都要当面或者电话问候我。她没有埋怨医生的无能为力，让她的丈夫在痛苦中离去，她没有过多的话，只有那一份诚挚的谢意。

　　三年前的冬天，正在抢救室忙碌的我一转身便看见了她。她递上来一个小帽子，对我说：“这是我亲手给你孩子织的，暖和！”我说不要，她却说“这是我的一点儿心意”。

　　去年，她因为肺部感染住院治疗。出院之前，特意来到了急诊，将一箱牛奶递给我。我指着摄像头笑着对她说：“你不要让我犯错呀”。她却用不容置疑的口吻说：“医生就没有亲戚朋友了？医生就不用吃饭了？”然后便拆开了包装盒，取出两瓶牛奶强行塞进了我白大衣的口袋中。

　　为了这样的患者，纵然有一些彷徨，又如何能够轻言放弃？

　　为了这样的情谊，纵然有一些徘徊，又如何能不更加努力？

　　对于患者，医生应该竭尽所能予以帮助，这不是医德使然，而是人性所驱。

后记

我承认我很难过

　　下夜班后，我脱去防护服，摘去帽子、口罩，坐在值班室里才发现竟又度过了一天。

　　在 2020 年 1 月里的一天，我遇见了很多人，每个人都戴着口罩，虽然口罩的规格、种类各有不同，每个人的病情也各不相同，但在眼神中却都流露出焦急的神态。

　　打开手机，发现全国疫情的信息又一次刷新了，全国确诊人数已达七万余人，疑似病例七千余人，死亡一千余人，治愈一万余人。

　　这些不只是冰冷的数字，而是一个个鲜活或曾经鲜活的生命。他们中间有的是孩子挚爱的父母，有的是伴侣依赖的爱人，有的是父母视如生命的孩子……他们曾经是我们中最普通的一个，和我们一样有着幸福的生活，和我们一样过着平凡的日子。

下班回到家我才发现家里已经没有新鲜的蔬菜了，没有时间去买，我也懒得去买，更没有心情去大费周章地做饭烧菜。

简单吃一点儿东西，让自己不致挨饿就好，此刻的我只想用睡觉来缓解一夜工作的疲惫。

清晨的社区里充满了人间的烟火气，楼下的大爷大妈一遍一遍地用大喇叭提醒着居民不要外出。

闭上眼睛，努力告诉自己要抛开一切，放松自己。但一闭上眼，脑海中便出现了一张又一张戴着口罩的脸，便又想到了已经多日没有回家，依旧奋战在抗疫一线的妻子，便想到了一个又一个倒在了疫情之中的人。

想着这些人和事，听着大爷大妈劝阻外出的声音，一股难以言表的暖流在我的心间、在我的眼角激荡。我发现自己很难过，我不得不承认自己很难过！

一群美丽的护士，为了抗击疫情减去了长发；一位身患渐冻症的院长，依旧日夜坚守在第一线；一位生活简朴的老人，捐献了全部积蓄；一位不知名的司机把宝贵的口罩捐给医院，只留下了一句"我是中国人"。

不知道酝酿了多久，我才渐渐进入梦乡。醒来的时候，天已经黑了。

好在冰箱里还有一些剩菜，妻子年前包的饺子也还有一些，开火蒸熟即可。

　　一个人在家的好处便是自己吃饱全家不饿，也不会听见妻子的唠叨："菜洗干净了没有？饭蒸熟了没有？盐放多了没有？"

　　曾经我以为自己喜欢独处，又认为自己从不会将难过放在脸上。然而，此刻我却发现自己错了，我只不过是假装着坚强罢了。

　　我趴在餐桌上狼吞虎咽，杯中的酒也才喝到一半，刷着手机上不断更新的信息，一股前所未有的孤独和难过压在了心头。

　　昨日夜里十点多钟的时候，我在急诊室里接诊了一位三十岁的男子。他没有什么特殊的不适症状，只是觉得自己有一些"透不过气"，又觉得自己有一些发热。事实上，他并没有发热，也并没有真正的"透不过气"。

　　他长叹了一口气后告诉我："我昨天夜里去了一趟江边，会不会和这个有关？"

　　"你去江边做什么？"他的问题让我警觉起来，不仅是因为疫情，我更是下意识地害怕他会不会有精神心理方面的疾病。

　　男子却回答我："我只是感到孤独，还有一点儿难过，想出门透透气！"

　　这个答案瞬间引起了我的共鸣，我在不经意间发现自己也有一些孤独，有一些难过。

　　但我不能告诉他我真实的感受，只能一本正经地说："还是要继续待在家里，不要到处走动！"

男子苦笑着回答："现在是特殊时期，我也不想来医院，可要是不来的话，万一真有什么事情不是耽误了嘛！"

看着这位带着三层口罩的男子，看着他完全正常的检查结果，我突然想起了一句话："人是社会的人，人的本质在其现实性上是一切社会关系的总和。"

"我现在觉得好多了，应该不会有什么问题吧？"男子离开前又不放心地追问道。我想或许对他来说，当前需要的只是一些沟通和宽慰吧。

我的思绪被突然而至的敲门声打断，打开家门，站在面前的正是三天未见的妻子。

自从疫情暴发以来，身在疾控部门的妻子冲在了第一线，无论白天还是黑夜，不管晴天还是雨雪，在这个城市里总能看见他们的身影。

三天前，下着雨，赶着上夜班的我在医院附近的狭长通道中迎面遇见了已经36小时没有见过面的妻子。"嘿！"我远远地便喊了一嗓子，这声音将我自己吓了一跳，因为我从来没有觉得自己的声音会这样的洪亮。平日这通道里满是川流不息的人群，两边都是亮着灯的店面。现在却只有我和她。

妻子淡淡一笑，为我拍去了衣衫上的灰尘，"注意保护自己！"说罢她便离开了，甚至没有像往常一样问一句要不要给我送夜宵。看着快步消失在转角处的妻子，我第一次觉得她的身影竟无一丝女儿态，甚至带着一种坚毅。

看着推门而入的妻子，我原本想说一些安慰话，张口却说道："你怎么一点儿也没瘦？"妻子很乐观，告诉我一个繁忙之中保持体重不降的方法："方便面加火腿肠，有汤有料有味道！"

中午的时候远方的老母亲来电说："二宝没有奶粉了""你要不要和妈妈视频？"我转身问妻子，却发现她已经睡着了。我有太多的烦恼要同她倾诉，却又不忍打扰，因为我知道此刻她最需要的便是充足的睡眠。

早晨七点，妻子又悄悄掩门而去，没有给我留下一句话。她是想让我多睡一会儿，却不知我根本没有睡意。看着很多朋友、同事、同学、同行去支援湖北，而自己却像个逃兵一样，这怎能不让我难过。虽然急诊原本便是第一线，但此刻我的同行们正冲锋在前，我却还在享受着安逸。虽说坚守岗位便是对抗疫最好的贡献，恪尽职守便是对人民最好的回报，但我依然感到惭愧、感到难过。

我拉开窗帘，阳光一下子就扑进了怀里。院里的月季已经高过了院墙，隐约露出几枝新芽随风飘荡。春天来了，万物复苏。是啊，就连稚嫩的新芽都有着顽强的生命力，更何况，我们人类呢？